CONSIDÉRATIONS

SUR

ALLAITEMENT

PAR

Le Dr Charles DELON

EX-INTERNE DES HOPITAUX

Prenant à cœur de l'humanité...
WORDSWORTH

MONTPELLIER ET CETTE

TYPOGRAPHIE ET LITHOGRAPHIE BOEHM ET FILS

IMPRIMEURS DE L'ACADÉMIE DES SCIENCES ET LETTRES
DE LA REVUE DES SCIENCES NATURELLES ; ÉDITEURS DU MONTPELLIER MÉDICAL

1874

CONSIDÉRATIONS

SUR

L'ALLAITEMENT

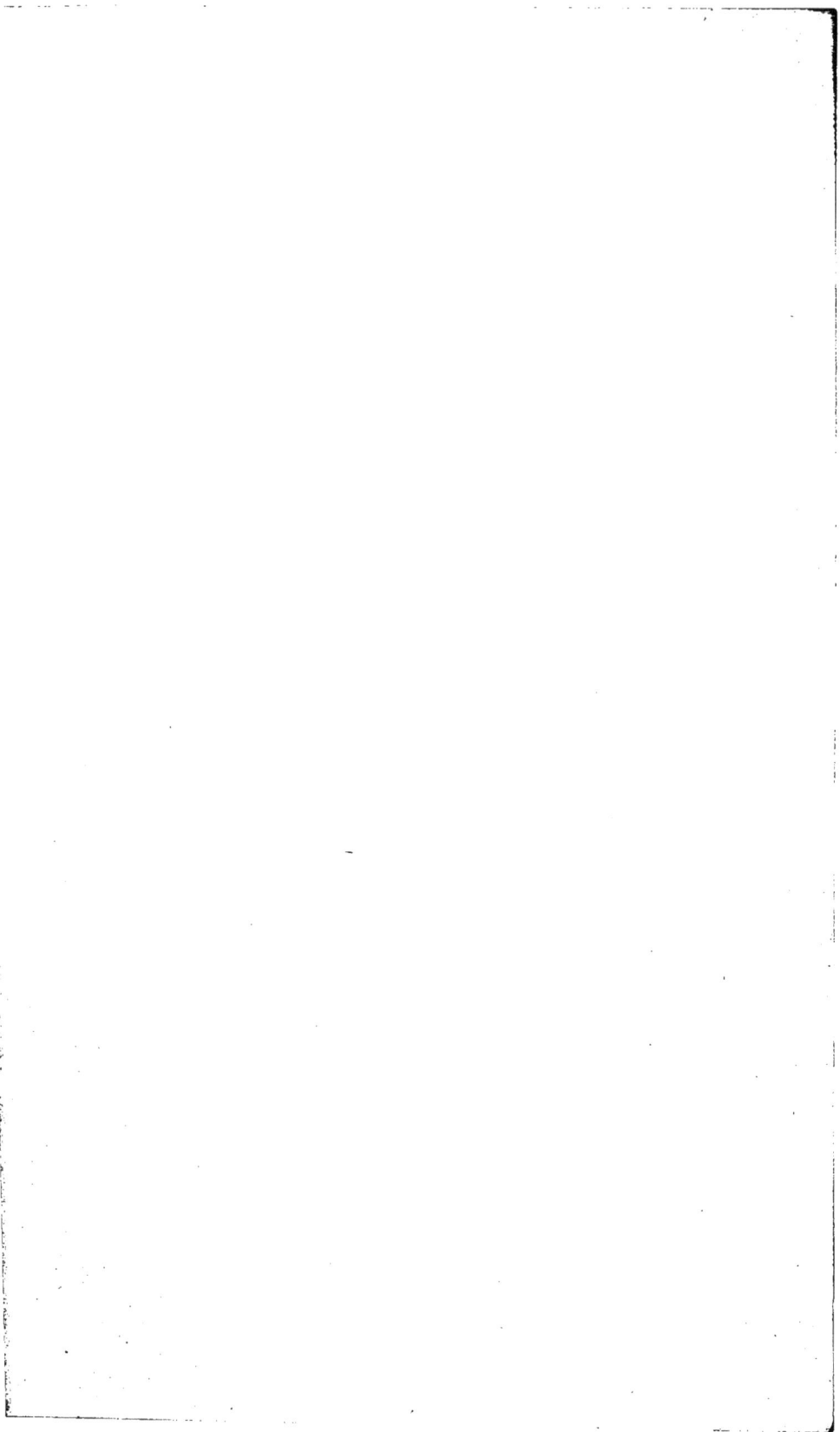

INTRODUCTION.

«En France, il y a 922,704 naissances annuelles. La mortalité de ces nouveau-nés, de 1 jour à 1 an, pourrait n'être que de 46,155; elle est de 166,811 : 120,656 enfants sont donc victimes, chaque année, des procédés barbares qui sont mis en pratique dans notre pays pour élever les enfants du premier âge. »

C'est à la tribune de l'Académie de médecine que M. Boudet prononçait ces paroles, et aucun statisticien n'est venu en contester la trop funeste réalité. Pourtant, de nombreux savants, et des meilleurs, ont depuis longtemps élevé la voix, signalé le danger, montré la route à suivre. Mais leurs avis ont été dédaignés : une routine aveugle, une indifférence coupable, ont laissé sans écho leurs sages conseils, et chaque année la France perd plus de *cent mille* nouveau-nés *de trop*.

C'est pourquoi nous n'avons pas jugé inutile de venir, après tant d'autres plus autorisés, émettre quelques réflexions sur l'allaitement et ses diverses formes. Nous avons pensé que les vérités sont toujours bonnes à rechercher et bonnes à dire, surtout lorsqu'elles semblent méconnues du grand nombre. Il ne serait certes pas difficile de trouver des œuvres d'une plus grande originalité à la recherche de découvertes nouvelles, dont s'enrichirait la science. Notre travail est plus modeste ; nous avons exprimé ce qui était pour nous la vérité, cherchant la meilleure solution aux questions soulevées, donnant, autant qu'il nous était possible, l'explication logique des observations que nous avons émises. Nous avons fait œuvre de conscience, et, si le mot ne paraissait trop ambitieux, nous dirions volontiers: *de bonne foy*. Puissions-nous n'avoir pas été trop inférieur à notre tâche! Puisse le résultat être à la hauteur de nos souhaits et de nos efforts!

Le plan que nous avons suivi est des plus simples, et peu de mots seront nécessaires pour l'exposer.

Nous avons voulu étudier l'allaitement, c'est-à-dire la nutrition de l'enfant avec du lait. Trois grandes divisions s'imposaient à nous, et nous ont fourni le sujet des trois parties de notre Thèse.

La première partie est consacrée à l'étude de l'allaitement naturel ;

La deuxième partie a pour objet l'étude de l'allaitement par les animaux ;

La combinaison de ces deux modes d'allaitement, ou l'allaitement mixte, est traitée dans la troisième partie.

Comme il le fallait, nous avons établi dans ces trois sections les divisions et subdivisions qu'exigeait leur étude.

Nous avons cherché, pour chacune de ces méthodes, les avantages et les inconvénients, les indications et contre-indications, les conditions et les obstacles.

Les développements que nous avons donnés aux deux premières parties, surtout à la première, nous ont permis d'être plus bref dans le reste de notre étude, pour éviter les redites dont l'utilité ne nous était point démontrée.

Nous terminons enfin par l'exposé de nos préférences, justifiées par l'examen auquel nous nous sommes livré.

Tel est, dans sa plus grande simplicité, le plan de notre Travail.

Tout ce qu'il était intéressant de connaître au point de vue de l'allaitement, nous avons cherché à l'introduire dans ce cadre ; les questions diverses de physique, de chimie, de pathologie, soulevées dans le cours du sujet, ne pouvaient évidemment être traitées à fond dans un modeste opuscule dont l'objet et les limites auraient été dépassés. Nous nous sommes souvent borné à quelques lignes d'explication, renvoyant, pour de plus amples renseignements, aux ouvrages spéciaux.

Telle qu'elle est, nous présentons avec confiance notre œuvre à nos Juges. Leur appréciation pourra être plus ou moins favorable ; mais nous les prions de nous croire quand nous leur disons que la recherche du vrai et de l'utile a été notre but, un résultat pratique notre désir.

CONSIDÉRATIONS

SUR

L'ALLAITEMENT

PREMIÈRE PARTIE

ALLAITEMENT NATUREL

L'allaitement naturel, c'est-à-dire par le lait de femme, se divise de la façon suivante :

1° Allaitement maternel ;

2° Allaitement mercenaire.

I. — Allaitement maternel.

A l'origine des peuples, et tant que la corruption des mœurs n'amena pas l'oubli de toutes les vertus, nous voyons l'allaitement maternel, en honneur dans toutes les classes de la société, s'imposer comme la règle et comme le devoir.

On est généralement porté à croire, d'après certains passages des livres anciens, que l'usage des nourrices était fort répandu dans l'antiquité. Mais il faut remarquer que l'on appelait nourrice la personne, le plus souvent esclave, à qui l'enfant était confié au moment du sevrage[1]. D'ailleurs, les lois de Lycurgue impo-

---

[1] Cette réflexion est empruntée à M. Fonssagrives. — Les divers ouvrages publiés par cet hygiéniste ont d'ailleurs été souvent consultés avec fruit par nous, et nous avons été souvent à même d'en apprécier l'utilité pratique.

sent aux mères lacédémoniennes l'obligation de nourrir leurs
enfants. Les Athéniens poussent si loin l'observation de cette coutume que, Démosthène le raconte, une femme allait être notée
d'infamie pour avoir allaité l'enfant d'une autre, si elle n'eût
justifié de son extrême misère. Ce n'est que plus tard que le
relâchement des mœurs amène l'affaiblissement de ce devoir
maternel.|

Le même phénomène se passe à Rome. A l'origine, les mères
romaines partagent leur temps entre les soins du ménage et
l'allaitement de leurs enfants. Mais avec la civilisation et la con-
quête, la corruption envahit l'empire. « On voit, dit César, plus
souvent les femmes avec des singes et des perroquets qu'avec
des enfants sur les bras. » On expédie au loin ces gênants petits
êtres, et, pour éviter une confusion inévitable, on leur scelle au
cou un collier de hochets.

Cet abandon général fut très-probablement l'une des causes de
la dépopulation et de la dégénérescence dont parle Strabon. Cet
historien, dans ses voyages à travers le monde, ne vit nulle part
les hommes aussi grands et aussi forts qu'en Géorgie, où l'allaitement maternel, en usage depuis des siècles, s'est perpétué
jusqu'à nos jours.

On prétend que les Scythes ne donnaient jamais de lait de
femme à leurs enfants. En revanche, chez les Germains, la mère
ne les confiait jamais à une servante ou à une nourrice [1].

De nos jours encore, un peuple nous montre tout le prix qu'il
attache à l'accomplissement de cette fonction maternelle. — En
Chine, pour qu'une femme soit admise dans certains emplois
considérables, la loi exige qu'elle ait nourri ses enfants de son
lait.

Dans notre société moderne, il faut bien l'avouer, si nous
ne sommes pas arrivés au coupable abandon des matrones
romaines, nous sommes bien loin de mettre en pratique les lois de

---

[1] *Sua quemque mater uberibus alit, nec ancillis aut nutricibus delegantur.*
(Tacite ; *De mor. Germ.*, XX.)

Lycurgue ou les mœurs des Germains. Trop souvent il nous est donné de voir des femmes, présentant tous les caractères physiologiques d'une bonne nourrice, se priver volontairement des joies de l'allaitement pour en éviter les charges. Elles oublient qu'il n'y a de vraiment bon que ce qu'on obtient avec quelque difficulté ; elles privent volontairement celui qui devrait leur être le plus cher, de tous ces petits soins, de toutes ces marques de tendresse et d'amour dont ont tant besoin ces frêles créatures. Croient-elles une nourrice capable de plier ses habitudes, son régime, ses mœurs aux besoins d'un enfant à la mamelle? Qui, mieux qu'une mère, peut donner une saine direction aux idées naissantes de ce jeune esprit? Pourquoi ne pas garder pour soi l'éclosion du premier sourire ? Pourquoi retarder volontairement l'échange de cette sympathie touchante qui doit unir l'enfant à sa mère ? Ne sait-on pas que cet amour fait de sacrifice, l'amour maternel, puise une de ses sources les plus pures dans l'élevage du nourrisson, et ne peut que s'affaiblir par l'affranchissement de ce devoir? Nous ne dirons certes pas, avec le poète, que la nourrice est plus mère que celle qui engendre[1] ; mais la voix du sang est une voix bien trompeuse ; et quelle douleur pour une mère de voir l'enfant qu'elle a porté lui refuser un de ces sourires qu'il prodigue à la femme qui lui tend le sein !

S'il est des femmes qui repoussent les devoirs de l'allaitement, il en est d'autres, et, Dieu merci, elles sont nombreuses, qui y mettent tout leur bonheur et tout leur zèle. Plus d'une fois l'homme de l'art est obligé d'intervenir pour rappeler à certaines passionnées de l'amour maternel, si nous osons ainsi dire, que *l'on ne nourrit pas un enfant avec des nerfs et de la tendresse* (Fonssagrives).

Nous n'avons pas l'intention de marcher sur les traces de certains poètes et de certains philosophes qui, jugeant avec leur cœur ou leur imagination, font de l'allaitement maternel une impérieuse nécessité.

---

[1] *Quæ lactat, mater magis quam quæ genuit.* (Phèdre.)

L'étude des questions d'hygiène ne s'accommode pas de ces solutions nettes et tranchantes ; elle sait se plier aux exigences de la vie, et se borne à chercher les meilleurs moyens d'arriver au but.

Aussi nous proposons-nous d'étudier, dans cette première partie, les conditions nécessaires de l'allaitement maternel. Nous en démontrerons tous les avantages, soit pour la mère, soit pour l'enfant. Nous exposerons enfin les obstacles relatifs ou absolus, indiquant brièvement, mais aussi complètement que possible, les moyens de remédier aux uns de faire disparaître les autres.

CHAPITRE PREMIER.

Avantages et inconvénients de l'allaitement, pour la mère et pour l'enfant.

Quelques auteurs, poussant à l'extrème leur passion pour l'allaitement maternel, n'ont vu dans ce mode de nutrition que des avantages, et ont voulu en faire une sorte de panacée, non-seulement pour les affections diverses qui reconnaissent pour cause la grossesse et ses suites, mais encore pour divers états pathologiques ne se rattachant d'aucune façon à l'état de gestation.

Il y a évidemment de l'exagération dans cette manière d'envisager la question. Nous allons tâcher de démêler la stricte vérité, et nous trouverons encore des raisons bien puissantes pour conseiller ce genre de lactation.

Et d'abord, l'allaitement étant une fonction physiologique, toute femme normalement constituée doit en éprouver de bienfaisants effets. Pendant neuf mois, l'utérus a été le siége d'un afflux sanguin d'autant plus intense que la grossesse avançait vers son terme. Subitement, l'accouchement est venu détruire l'équilibre établi; mais vers la même époque le mouvement fluxionnaire se déplace et se porte sur les organes mammaires. Si ces organes sont mis en activité, une dérivation naturelle s'établit, tout se régularise dans l'organisme maternel : le gonflement des mamelles est moins intense et disparaît plus promptement ; la fièvre de lait est atténuée, sinon supprimée ; les lochies sont moins abondantes et durent moins longtemps; les engorgements pelviens sont bien moins à craindre.

Certes, la théorie des métastases laiteuses a fait son temps, et le *lait répandu* ne rencontre plus de partisans que dans le public ignorant. Mais ces opinions n'étaient que l'explication erronée de faits pathologiques trop certains. L'inaction forcée des mamelles favorise les congestions utérines et péri-utérines, et peut devenir une des causes prédisposantes de l'empoisonnement puerpéral, tandis que l'établissement de leur fonction donne les meilleurs résultats. Dugès raconte qu'on s'en est parfaitement trouvé pendant une épidémie puerpérale qui sévit à la Maternité de Paris.

L'allaitement favorise le dégorgement des mamelles, et d'après certains auteurs (Bégin et Fournier, Dugès, Michel Lévy. .), empêche la formation des abcès de cet organe. Que certains abcès ayant pour cause immédiate le gonflement et les nodosités du sein soient ainsi prévenus, cela est probable ; mais, d'un autre côté, la mamelle est l'objet d'une irritation constante qui favorise éminemment les affections mammaires. Les statistiques démontrent que les abcès de la glande sont beaucoup plus fréquents chez les nourrices que chez les autres femmes ; du reste, les gerçures du sein reconnaissent souvent pour cause l'irritation du mamelon, et nous verrons plus tard qu'elles deviennent quelquefois une contre-indication de l'allaitement.

On a parlé aussi de l'heureuse influence de la lactation sur l'état général de santé de la mère, et chacun peut avoir présent à l'esprit l'exemple de femmes plus ou moins débilitées qui se sont fort bien trouvées des soins maternels. Malgré cela, nous hésiterions à conseiller l'allaitement dans ces conditions, surtout si l'état de la femme était dû à un germe diathésique. Car, n'en déplaise à J.-J. Rousseau, l'enfant a encore quelque chose à craindre du sang qui l'a formé, ne fût-ce que la favorisation des prédispositions qu'il a pu porter en naissant.

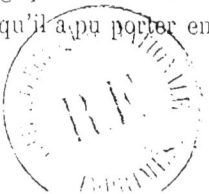

Quelques femmes du monde, par un sentiment d'esthétique exagéré, craignent, en nourrissant, d'altérer les formes de leurs mamelles; cela est un préjugé : l'allaitement ne nuit pas plus à la beauté qu'à la fermeté des tissus. Les femmes grecques et romaines, ces nourrices modèles, étaient réputées les plus belles femmes du monde. Les Circassiennes et les Géorgiennes de nos jours sont le plus bel ornement des sérails de l'Asie, et l'on sait le culte de ces deux peuples pour l'allaitement.

Si la mère retire certains avantages de son attrayant sacrifice, pense-t-on que l'enfant est indifférent à la nature du sein qui l'allaite ? Quand l'enfant vient au monde, les dernières portions de son tube digestif sont envahies par une substance brune verdâtre, visqueuse, tenace, le méconium [1] ; dans la sécrétion de la mère, le nouveau-né trouve précisément un élément, le colostrum [2], qui lui permet d'éliminer cette substance. — Il trouve dans le sein maternel une nourriture faite pour lui, née pour ainsi dire avec lui, chargée de lui fournir une alimentation nécessaire et suffisante, appropriée à ses besoins, se modifiant par l'âge à mesure qu'il grandit et se développe. Et nous ne parlons de cette sollicitude maternelle que *rien ne supplée*, ni de l'influence fatale qu'exerce la nourrice sur le nourrisson, au point de vue des instincts naissants et des pensées écloses au contact des objets extérieurs.

Ce serait ici le moment de nous étendre sur les avantages ou inconvénients moraux du mode de nutrition que nous étudions. Nous avons déjà dit quelques mots sur son utilité morale, tant au point de vue de la mère que de l'enfant. Nous pourrions traiter plus longuement cette question, et démontrer l'influence manifeste de l'allaitement sur la famille et la société; mais ces considérations sont tellement évidentes, qu'elles en deviennent banales, et nous laissons au lecteur le soin de les pressentir.

[1] Le méconium se compose essentiellement de grumeaux de biliverdine agglomérés par du mucus biliaire et intestinal.

[2] Voir page 22.

CHAPITRE II.

Conditions de l'allaitement maternel.

———

A. Conditions relatives a la mère.

Ces conditions sont de deux ordres : 1° d'ordre physique ; 2° d'ordre moral. Nous nous contenterons d'examiner ici le premier ordre d'idées, l'étude du second nous paraissant mieux placée dans la partie de notre travail qui traitera de l'allaitement mercenaire.

Les conditions d'ordre physique peuvent être étudiées sous trois points de vue :

1° Au point de vue des mamelles ;

2° Au point de vue du lait ;

3° Au point de vue de l'état général et des diverses affections.

1° *Mamelles.* — Ces organes glanduleux, généralement au nombre de deux dans l'espèce humaine, peuvent, à l'état normal, affecter une série de formes réductibles à trois principales. Elles sont *globuleuses, piriformes* ou *plates*. Le mamelon, plus ou moins développé, peut ne faire aucune saillie, et même être cause d'une dépression au centre de l'aréole.

Les mamelles plates sont souvent l'indice d'un développement insuffisant ; les deux autres formes, au contraire, surtout la globuleuse, coïncident généralement avec une bonne conformation de l'appareil glandulaire. Le palper fait d'ailleurs reconnaître les diverses portions de la glande à travers le tissu cellulo-adipeux qui les englobe, et permet, jusqu'à un certain point, de juger de leur développement. On doit donc préférer ces deux dernières formes. Est-ce à dire que nous repoussions absolument les mamelles plates ? Non, certes, s'il s'agit de la mère. Il suffit alors de constater que le lait est sécrété dans des conditions suffisantes de quantité et de qualité, et le meilleur moyen est l'examen des progrès de l'enfant vérifiés par la balance.

Le mamelon doit être normalement conformé, ni trop ni trop peu développé. Trop volumineux, il gêne la succion, peut donner trop de lait par les orifices plus nombreux des conduits galactophores, et produire des phénomènes asphyxiques dus à l'introduction du lait dans les voies aériennes. Les mamelons hypertrophiés à ce point sont d'ailleurs fort rares, et l'on a plutôt à constater l'atrophie ou même l'absence complète de cet appendice. Atrophié, il ne peut être saisi par l'enfant, et exige des soins curatifs qui presque toujours donnent d'excellents résultats.

Ainsi, forme globuleuse ou piriforme, sans exagération hypertrophique, mamelon normalement développé: telles sont les meilleures conditions physiologiques du sein que l'on puisse désirer.

2° *Lait.* — Le lait est une dissolution légèrement alcaline de matières albumineuses, de sucre, de lait et de sels tenant en suspension des globules de beurre (Coulier).

Ce liquide, étant destiné à la première alimentation, doit contenir tous les éléments d'un aliment complet, et ces éléments ne doivent pas varier dans des proportions trop fortes, sous peine d'amener dans la santé de l'enfant des désordres divers.

Il doit donc y avoir des substances plastiques ou azotées, des substances respiratoires, et aussi certains sels dont la présence dans l'économie est indispensable pour l'évolution régulière des organes. Les éléments plastiques du lait sont représentés par la caséine, l'albumine et la lacto-protéine; les éléments respiratoires, par le beurre ou matière grasse, la lactose ou sucre de lait ; les divers sels sont des phosphates de chaux, de magnésie, de fer, de soude, des chlorures de sodium, de potassium, les uns servant surtout à constituer la partie minérale des organes et notamment des os, les autres, les sels alcalins, chargés en même temps de concourir à la sapidité de l'aliment. On constate encore dans le lait des traces de soufre, de soude et de chaux. Ces diverses substances, auxquelles il faut ajouter une matière colorante et aromatique, se trouvent suspendues ou dissoutes dans une grande quantité d'eau (89 p. 100 environ chez la femme).

Mais dans quelles proportions se trouvent normalement ces différents corps ? Ici nous rencontrons les divergences les plus grandes entre les nombreuses analyses. Il suffit, pour s'en convaincre, de jeter les yeux sur le tableau ci-dessous :

	DENSITÉ.	EAU.	Matières Solides.	SUCRE.	CASÉUM	BEURRE	SELS.
Lhéritier...	1018 à 1036	869,20	130,80	68,70[1]	10,60[2]	47,30	4,20
Quévenne..	1032,30	892,50	107,50	73,10[1]	10, 22[2]	24,20	»
Simon.....	1032	890,20	109,80	45,20	33	30	1,60
Donné.....	1032	879	121	12	19,30	89,70	»
Reguault ..	»	886	114	49	39	26	»
Lehmann ..	1030 à 1034	890	110	40,60	35	variab[e]	1,60 à 2,50
Vernois et Becquerel,	1032,67	889,08	110,92	43,64	39,24	26,66	1,38

[1] Avec les sels solubles.
[2] Avec les sels insolubles.

Ces variations qui se retrouvent à un moindre degré dans l'analyse du lait des animaux s'expliquent de plusieurs manières : d'abord par les limites de modification d'un lait normal, ensuite par la petite quantité de lait observé. Il faut noter aussi que la plupart des chimistes ont expérimenté sur un petit nombre de sujets. MM. Vernois et Becquerel sont, que nous sachions, les seuls qui aient examiné un assez grand nombre de femmes, et il est à remarquer que les chiffres donnés par ces derniers se rapprochent beaucoup de la moyenne des autres.

Chaque partie du lait prise séparément est incolore ou à peu près. Si ce liquide est blanc, légèrement bleuâtre, sa couleur est due à l'état de suspension des matières grasses sous forme de globules. Quand on laisse reposer le lait, ces globules montent à la surface, et le liquide est alors divisé en deux couches, l'une supérieure, opaque : c'est la crème, constituée surtout par le beurre; l'autre, plus transparente, tenant surtout en dissolution les autres éléments du lait: c'est le lait écrémé. Enfin, quand on débarrasse ce dernier de la caséine qu'il contient, on obtient le sérum ou petit-lait.

Les éléments figurés du lait ou globules, enveloppés, d'après quelques-uns, d'une mince pellicule azotée, sont parfaitement visibles au microscope. Plus ou moins nombreux et volumineux, ce sont ceux qui, donnant la mesure des matières grasses contenues, ont suggéré à Donné l'idée de son lactoscope, instrument peu fidèle, mais qui rend cependant des services [1].

Indépendamment des substances fondamentales qui le constituent, le lait contient, à certains moments, des débris organiques qui, d'abord sécrétés à peu près seuls à l'origine de la lactation, se mêlent peu à peu au lait pour disparaître, dans les conditions ordinaires, vingt jours environ après l'accouchement. Nous voulons parler du *colostrum* : c'est ainsi qu'on appelle ce lait modifié.

A cette période, la sécrétion mammaire présente un aspect grisâtre; le lait est plus séreux et plus dense. Traité par la chaleur, il se coagule, grâce à une assez grande quantité d'albumine qui tient la place de la caséine.

A l'examen microscopique, on le reconnait constitué par de très-petits globules de graisse le plus souvent en masses agglomérées par une substance visqueuse. On y remarque en outre des corps granuleux, demi-opaques, sans forme ni volume constant (Donné).

Étudié chimiquement, il présente une plus grande quantité de sels, presque pas de lactose, peu de caséum. C'est à ce moment un liquide légèrement purgatif, d'une très-grande utilité pour l'évacuation du méconium.

---

[1] Le lactoscope de Donné est constitué par deux lames de verre parallèles et pouvant se rapprocher jusqu'au contact. Une certaine quantité de lait est interposée entre les deux lames, que l'on écarte jusqu'à ce que la flamme d'une bougie placée à une distance calculée ne puisse plus être vue au travers. — La distance qui sépare alors les deux lames permet, à l'aide de tables, de reconnaître la richesse en beurre du liquide étudié.

Le lait, devant pendant longtemps constituer l'unique nourriture du nouvel être, ne saurait être trop bien choisi et trop bien étudié. Plusieurs modes d'investigation se trouvent entre les mains des expérimentateurs, les uns physiques, les autres chimiques, se complétant les uns par les autres.

a. *Examen physique du lait.* — Le lait doit être blanc, légèrement bleuâtre, d'une saveur sucrée, avoir assez de cohésion pour qu'une goutte reste suspendue à l'extrémité d'une baguette de verre et ne fasse pas *la queue*, déposée sur l'ongle.

On pourra juger rapidement de sa densité à l'aide du lacto-densimètre, instrument qui donne immédiatement cette indication par la simple immersion dans le liquide [1].

Le lactoscope de Donné renseignera approximativement sur la richesse en beurre. Nous disons approximativement, car si les globules graisseux viennent à se souder l'un à l'autre, la transparence du lait pourra changer, sans que sa composition chimique ait varié.

Voudra-t-on connaître la quantité de sucre de lait contenue dans le liquide à essayer, on pourra se servir d'un saccharimètre dont l'angle de polarisation donnera immédiatement, à l'aide de tables construites à cet effet, la richesse en lactose [2].

Le microscope, enfin, permet de reconnaître, la richesse du lait en matières grasses, et non-seulement la présence du colostrum, mais encore celle du pus et du sang, éléments divers qui peuvent exister dans le lait et en modifier les propriétés.

On le voit, ces divers procédés rendent des services séparément, mais ce n'est que par l'emploi de plusieurs d'entre eux que l'on peut se faire une idée exacte du liquide sécrété.

b. *Examen chimique du lait.* — La méthode chimique donne d'une façon plus certaine les mêmes renseignements. Mais cette

---

[1] Ce moyen, malgré sa simplicité, est peu applicable, à cause de l'assez grande quantité de lait nécessaire.

[2] Procédé peu employé, parce qu'on est obligé de se servir du petit-lait filtré.

analyse, sans être d'une grande difficulté, est longue et par conséquent peu applicable dans la pratique. Aussi nous bornerons-nous
à indiquer quelques procédés rapides et faciles à mettre en usage,
et qui permettent de reconnaître quelques-unes des qualités ou
des altérations du lait.

Un lait normal doit avoir une réaction légèrement alcaline ;
cette opinion, que nous avons reconnue vraie dans la majorité des
cas, est aussi celle de Donné, Vernois et Becquerel, Coulier;
Chevreuil est aussi de cet avis, et prétend même qu'un lait acide
est l'indice d'un état pathologique de l'économie.

Le lait ordinaire doit se dissoudre dans l'éther, être insoluble
dans l'ammoniaque.

Si ce lait contient du pus ou du sang, l'inverse aura lieu.

La chimie nous donne un moyen rapide de doser la quantité
de lactose contenue dans le lait. Ce moyen, c'est le réactif cupro-
potassique. Pour l'emploi et l'explication de ce procédé, nous
renvoyons aux ouvrages de chimie.

On comprendra d'autant mieux l'utilité de ces études quantita-
tives et qualitatives, que l'on voudra bien observer l'influence
nocive exercée par la diminution ou l'excès des éléments du lait.
Nous verrons plus tard que si divers états sont incompatibles avec
un allaitement rémunérateur, la cause en est surtout due aux modifications subies par le liquide nourricier ; il sera donc bon,
toutes les fois qu'on le pourra, de vérifier le lait, et c'est ainsi que
seront évités quelques-uns des dangers que fait courir au nouveau-
né une alimentation insalubre.

3° *État général et affections diverses* — Les mamelles peuvent
être bien conformées, le lait présenter toutes les qualités désirables ; ces conditions ne suffisent pas, il faut encore que l'état
général physique et moral de la femme vienne justifier l'allaitement.

Nous ne comptons nullement parcourir ici tout le cadre noso-
logique et examiner séparément l'influence des diverses affections
sur cette fonction essentielle. Mais des idées générales permettront

au lecteur de suppléer à la brièveté voulue de cette partie de notre travail.

Il est évident, pour ne parler que d'une série d'affections, que si l'enfant a pour héritage la manifestation probable d'un état pathologique fâcheux, la tuberculose par exemple, cette tendance ne fera que s'accroître par l'allaitement maternel, si l'hérédité se manifeste de ce côté; nous en dirons autant de la diathèse strumeuse et de beaucoup d'autres. Nous savons bien que l'on a contesté au lait la propriété de transmettre les germes de ces diverses affections : on a objecté la quantité considérable de nourrices à divers degrés de phthisie qui cependant donnent un allaitement satisfaisant ; mais nous ne pouvons croire à l'absence de toute influence. D'ailleurs, en dehors de cette action particulière, il ressort des expériences précises de MM. Vernois et Becquerel que pendant le cours de ces maladies le lait est modifié dans sa composition ; il y a augmentation des matières solides, diminution de la caséine : donc nourriture insuffisante et peu digestible, et par suite dépérissement de l'enfant. D'un autre côté, la femme atteinte de ces affections trouve à peine dans une vie de repos et de soins les éléments nécessaires à sa reconstitution personnelle ; comment lui imposer cette perte quotidienne qui contribuera encore à son épuisement?

Ce que nous venons de dire s'applique, à plus forte raison, à ces états pathologiques dont la cachexie est le dernier terme, et qui le plus souvent ne permettent pas l'installation régulière de la fonction lactée.

Une mère syphilitique peut-elle nourrir son enfant? Si la syphilis est antérieure à l'accouchement, l'allaitement est non-seulement permis, mais encore désirable; car dans ce cas, l'enfant étant lui-même syphilisé, le meilleur remède à lui donner sera le lait maternel dûment modifié par un traitement approprié.

Si la syphilis maternelle est postérieure à l'accouchement, l'interdiction de l'allaitement est absolue, d'abord parce que la non-transmission de la syphilis par le lait n'est pas démontrée, ensuite parce que des accidents cutanés de cette diathèse peuvent affecter les mamelles et la transmettre au nourrisson.

Un état d'anémie léger, n'imprimant pas à l'économie une profonde débilitation, ne nous paraît pas incompatible avec un allaitement salutaire ; il est bien entendu que nous parlons ici d'une mère qui veut nourrir son enfant. Du reste, si l'on voulait être trop sévère à cet égard, on priverait des douceurs de la maternité au moins les deux tiers des femmes des grandes cités, qui pourtant trouvent dans la satisfaction de ce devoir, non-seulement le bien-être de leur enfant, mais encore l'amélioration de leur santé.

Il est une série d'affections qui tirent leur origine de lésions diverses du système cérébro-spinal, et que la science classe sous le nom générique de névroses. De ces affections, les unes dépendent seulement d'un état morbide cérébral : ce sont les névroses cérébrales (folie et ses diverses manifestations) ; d'autres reconnaissent pour cause des lésions du système cérébro-spinal (épilepsie, hystérie, catalepsie) ; quelques-unes, telles que la paralysie agitante, la chorée, sont des névroses spino-bulbaires ; enfin les nerfs périphériques eux-mêmes peuvent donner lieu à des manifestations morbides, les névroses de sensibilité et de motilité.

La majeure partie de ces maladies sont des obstacles formels à l'allaitement. Nous n'avons pas besoin de le démontrer pour les névroses cérébrales et les névroses spino-bulbaires (chorée...) ; parmi les névroses cérébro-spinales, il en est deux, l'épilepsie et la catalepsie, qui toujours contre-indiquent la lactation. L'hystérie est presque toujours un empêchement ; mais si les troubles hystériques se bornent à quelques désordres de la sensibilité, si communs chez les femmes, nous ne trouverions pas de raisons bien sérieuses pour interdire à une mère l'allaitement de son enfant. Nous lui conseillerions seulement d'éviter tout motif d'émotion et d'excitation, et en même temps nous remédierions, autant que possible, à la cause probable des phénomènes morbides. Nous sommes convaincu que, sauf les cas où une cause somatique peut être invoquée, la volonté peut beaucoup sur la maladie qui nous occupe, et nous pensons, avec les meilleurs cliniciens de l'époque, qu'une éducation bien dirigée est le meilleur traitement des affections hystériques.

Les névroses des nerfs périphériques (migraine...) ne contre-indiquent l'allaitement que si elles dégénèrent en véritables maladies.

Les affections aiguës avec fièvre sont un obstacle formel, à cause de l'altération et souvent de la suppression du lait, et aussi au point de vue de la santé de la mère.

A côté de ces conditions d'un ordre tout physique, il en est d'autres d'un grand poids et que nous ne saurions passer sous silence. Une mère peut présenter tous les caractères d'une bonne nourrice, et fournir cependant un allaitement détestable; pourquoi? Parce qu'il lui manque la volonté. Il faut non-seulement pouvoir, mais vouloir; et, soit par pusillanimité, soit par diverses façons d'envisager depuis longtemps la situation, il est malheureusement certaines mères des mieux douées qui répugnent à l'élevage d'un nourrisson : il faut que le médecin lutte contre cette tendance, d'autant plus tenace qu'elle n'a que trop souvent pour défenseur la mère de l'accouchée. Si la répugnance persiste, mieux vaut encore une bonne nourrice qu'une mauvaise mère.

D'autre part, avec les meilleures intentions du monde, certaines femmes ne peuvent allaiter leurs enfants ; ce sont celles qui, affligées d'un malheureux caractère, trouvent dans la cause la plus futile le prétexte d'emportements journaliers. L'influence des émotions vives, de la colère, de l'effroi, modifie profondément les propriétés du lait, et a par conséquent son contre-coup dans la santé de l'enfant ; les exemples sont nombreux que nous pourrions citer à l'appui de cette opinion, nous nous contenterons des deux suivants : Une femme, d'un caractère emporté, fut mère de onze enfants ; tous ceux qu'elle nourrit de son lait (10 sur 11) moururent ; le onzième fut allaité par une étrangère, et survécut (*Dictionnaire en 30 vol.*). Levret raconte qu'après un violent accès de colère, une femme donna le sein à son nourrisson, qui eut immédiatement une attaque épileptiforme.

Il est enfin certaines exigences de profession, certains genres de vie qui interdisent l'allaitement. Beaucoup de femmes d'honorables commerçants sont tenues de rester dans la journée au siége de leur industrie, et ne peuvent trouver le temps nécessaire aux soins de leurs nouveau-nés. D'autres femmes du monde ne sauraient ou ne pourraient se plier aux sacrifices qu'exige d'elles le devoir maternel : les présentations, les soirées réclament leur présence ; les émotions de toute sorte viennent à chaque instant fournir une excitation nouvelle à leur système nerveux ; au milieu de cette existence agitée, fiévreuse, que deviendrait le petit être ?

Résumons. Toute femme en santé, ne présentant pas de germe diathésique, indemne d'affection névropathique, douée d'un heureux caractère, présentant d'ailleurs des conditions satisfaisantes relativement au lait et au mamelon, peut et doit nourrir son enfant, si toutefois sa situation sociale n'est pas un obstacle. Nous irons même plus loin : l'allaitement mercenaire et celui par les animaux donnent en général des résultats si déplorables, qu'en l'absence de quelques-unes de ces conditions nous conseillerons encore à la mère d'élever son enfant. Nous étudierons plus loin cette question.

B. Conditions relatives a l'enfant.

Tout nouveau-né dont la cavité buccale et la langue sont normalement conformées, est apte à prendre le sein, à moins qu'il ne soit atteint de faiblesse congénitale ou de paralysie faciale, auquel cas la nourriture à la cuiller est nécessaire, au moins pendant quelques jours.

CHAPITRE III.

Obstacles à l'allaitement maternel.

Nous venons de voir que de nombreux obstacles pouvaient interdire l'exercice de la fonction lactée ; ils peuvent provenir, soit de la mère, soit de l'enfant.

A. OBSTACLES DU CÔTÉ DE LA MÈRE.

Ces empêchements peuvent exister dès l'origine ou n'apparaître que dans le courant de la lactation; enfin, les uns, *relatifs*, peuvent être surmontés ; d'autres, *absolus*, impliquent nécessairement l'impossibilité de nourrir.

1° *Obstacles à l'origine de l'allaitement. Relatifs.* — Du côté des mamelles, les principaux obstacles reconnaissent pour cause les malformations du mamelon; son atrophie peut être portée jusqu'à l'absence complète. L'enfant n'arrive pas à le saisir, surtout si l'on attend la montée du lait pour lui donner le sein, car alors la tuméfaction de la glande aplatit encore davantage le mamelon. Cette malformation est surtout fréquente dans les villes et a souvent pour origine l'usage des corsets; elle est parfois héréditaire. Mais cet obstacle est généralement facile à lever. Par des titillations, par l'usage des bouts de sein et surtout par l'application de ventouses à ampoules de caoutchouc, on arrive à former ces organes et à les rendre aptes à la préhension buccale.

Chez certaines accouchées, l'impression des lèvres de l'enfant est l'origine d'une névralgie assez intense pour rendre laborieuse l'installation de la fonction lactée. Mais cet état cède très-promptement à un traitement local et général approprié, tel que : repos, bains, lotions adoucissantes, boissons émollientes, toutes choses destinées à calmer l'éréthisme nerveux de la mère.

Les conduits galactophores peuvent ne pas laisser suinter le colostrum, sous l'influence des succions trop faibles du nouveau-né. Une succion plus énergique, des topiques émollients, viendront à bout de cet inconvénient.

Relativement au lait, si la sécrétion s'installe, quelque peu abondante qu'elle soit, nous ne voyons aucune raison contre-indiquant l'allaitement. Il suffira de surveiller attentivement l'évolution de la lactation, pour constater si réellement elle devient par la suite insuffisante.

Même en cas d'agalaxie, il est sage, croyons-nous, de chercher à amener la sécrétion du lait; et les moyens ne manquent pas, tous ayant en mainte circonstance donné de bons résultats. En premier lieu, nous mettons les excitations du mamelon par la mise au sein fréquente de l'enfant ; peu à peu, sous cette influence, la glande se développe et la fonction s'établit. On pourrait aussi essayer l'électricité sous forme de courant induit, qui, entre les mains de M. Becquerel et de M. Aubert, a donné d'excellents résultats. On favorise encore la mise en activité de la glande par des fumigations excitantes sur la région mammaire.

Les obstacles relatifs fournis par l'état général ou les affections diverses se rapportent surtout à quelques maladies aiguës, telles que la pleurésie, la pneumonie, etc., qui modifient la sécrétion lactée lorsqu'elles ne la suppriment pas. La temporisation est recommandée par tous les auteurs. Quelques-unes de ces affections (fièvre typhoïde, rougeole...) sont des obstacles d'autant plus sérieux qu'elles emportent généralement les malades dont elles ont hâté l'accouchement.

Absolus. — Nous ne parlerons pas de l'absence congénitale des mamelles (amastie), qui d'ailleurs coïncide presque toujours avec la stérilité. Dans les causes émanant du mamelon, nous citerons d'abord son absence complète, ensuite l'oblitération des canaux galactophores, soit par des cicatrices vicieuses, soit par ulcération de ces conduits, comme l'a constaté Bouchut.

En examinant les questions relatives à l'état général, nous voyons, dès l'origine, des contre-indications formelles. Signalons les diathèses, la syphilis exceptée, toutes les affections convulsives; nous avons déjà (pag. 25) examiné cette question, et nous y renvoyons le lecteur.

2° *Obstacles pendant l'allaitement. Relatifs.* — Le fonctionnement régulier des mamelles s'est établi, le mouvement fluxionnaire s'est déplacé, et des organes génitaux a envahi les seins ; aussi ces organes vont-ils être le siége d'une série d'affections qui, les unes, en interdiront momentanément l'usage, les autres contre-indiqueront pour toujours l'allaitement.

Toute lésion de l'enveloppe cutanée peut entraîner à sa suite l'érysipèle et la lymphangite. Certaines régions y sont plus exposées que d'autres, et la région mammaire est dans ce cas ; il n'est donc pas rare de voir une lésion bénigne du mamelon ou de l'aréole présenter ce genre de complication. Le meilleur traitement est évidemment la suppression de la cause, et par suite de l'allaitement; l'autre sein suppléera, s'il est possible; et si les deux sont envahis, on attendra la guérison de l'affection intercurrente pour reprendre la lactation. Ajoutons que la fièvre accompagnant l'éruption interdira par cela même l'exercice de la fonction.

L'érysipèle peut aussi provenir de la formation de phlegmons du sein. Ces abcès, selon le siége, sont sous-aréolaires, occupant l'épaisseur de la peau, et alors ils ne sont dus qu'à l'inflammation des glandes sébacées, ou bien ils sont sous-cutanés. Ils se terminent par suppuration, sont souvent multiples et exigent le repos momentané de l'organe affecté ; une médication active doit être employée contre eux. Le cadre que nous nous sommes tracé ne comporte pas l'étude complète de leurs moyens curatifs, et nous nous contentons de les signaler comme obstacles, au moins temporaires, à l'allaitement.

Nous en dirons autant des phlegmons profonds, dus le plus souvent à une inflammation générale de la mamelle. La simple étude étiologique de ces accidents nous démontre qu'ils reconnaissent le plus souvent pour cause l'allaitement; par suite, le meilleur mode de traitement doit commencer par sa suppression.

La présence d'abcès n'est pas nécessaire pour contre-indiquer la mise au sein ; dès qu'on a affaire à une mastite confirmée, il est plus sage de différer. En effet, l'influence de cette affection se fait sentir sur la composition et la propriété du lait. P. Dubois a vu survenir, lorsque la femme s'obstinait à nourrir, des érysipèles, des abcès gangréneux, notamment à la région scrotale du nourrisson ; Fournier et Bégin citent des cas analogues, Donné aussi.

Le principal obstacle que présente le mamelon est la présence de petites excoriations appelées gerçures. Ces fentes peu profondes de l'épiderme et du derme sont le siége d'une vive rougeur avec sensibilité. Si l'affection se borne à cela, l'allaitement est non-seulement possible, mais encore indiqué pour prévenir l'inflammation et l'engorgement de l'organe mammaire. On a soin, dans l'intervalle des tétées, de soigner cette légère lésion, et souvent des applications de corps gras suffisent à sa guérison ; mais quelquefois, à la suite de ces gerçures, apparaissent des fissures transversales occupant la base ou le milieu du mamelon, saignant à chaque succion, se creusant de plus en plus et pouvant parfois amener la chute de cet appendice ; en cas de formation de ces fissures, il faut exiger le repos de la glande jusqu'à la gué-rison, qui peut se faire attendre, et par suite ajourner indéfiniment l'espoir de la lactation.

L'ulcération des conduits galactophores interdit momentanément l'usage du sein, à cause de la présence d'un élément nuisible dans le lait sécrété. Cette affection se termine presque toujours par l'oblitération des conduits. Quelquefois les canaux sont augmentés de volume, le lait afflue en plus grande quantité dans la bouche de l'enfant, et l'asphyxie est à craindre.

Les contre-indications précédentes tirées de l'état des mamelles sont d'autant plus graves qu'elles envahissent les deux glandes ; dans ces derniers cas même, l'obstacle peut être formel et nécessiter un autre mode de nutrition.

Le lait peut, à certains moments, subir des changements, soit par l'addition d'éléments anormaux (sang, pus...), soit par la variation de ses éléments propres. Ces deux genres d'altération ont pour effet de modifier l'état général de l'enfant ; le microscope éclaire sur la présence du pus et du sang, liée d'ailleurs à un état pathologique des mamelles. Les altérations propres du lait reconnaissent le plus souvent pour cause un état général de la mère (maladie fébrile), l'installation de la menstruation, l'évolution d'une grossesse. Dans ce dernier cas seulement, il faut renoncer à l'allaitement ; dans les autres circonstances, il faut attendre que la sécrétion redevienne normale.

L'insuffisance de la lactation n'est, à nos yeux, qu'un obstacle relatif auquel on peut remédier en faisant usage de l'allaitement mixte; on peut, en outre, chercher à développer la sécrétion par une hygiène bien entendue et des soins intelligents.

Il arrive que la lactation, suspendue pour un motif quelconque, ne se rétablit plus d'elle-même ; faut-il désespérer et chercher ailleurs la nourriture de l'enfant ? Tel n'est point notre avis ; c'est surtout dans ces circonstances que les excitations par la bouche du nourrisson, les fomentations, l'électricité et les autres moyens usités pour ramener le lait, sont d'une grande efficacité, ainsi que le démontre l'expérience de tous les jours.

Toute affection fébrile exige la cessation momentanée de l'allaitement, dans l'intérêt de la santé de la femme et aussi dans l'intérêt de l'enfant, qui ne trouverait dans un lait presque tari qu'un aliment altéré dans sa constitution : il faut laisser se rétablir la mère, et alors recommencer à donner le sein, même si le lait avait disparu. Nous avons vu, dans ces conditions, le lait revenir après une affection qui avait duré deux mois, et Gubler (in *Gazette médicale*, 1852), cite de nombreux cas analogues de retour de sécrétion lactée, même après quatre mois et plus.

Il est divers états qui, sans être pathologiques, peuvent amener dans les sécrétions des modifications plus ou moins grandes ; ce sont: la menstruation et la grossesse.

Souvent la menstruation ne se rétablit pas pendant toute la durée de la lactation, mais souvent aussi, vers le troisième ou quatrième mois, quelque fois avant, les règles reparaissent ; plus d'un médecin a cru y voir l'indice d'un allaitement défectueux. On a attribué à cette cause des phénomènes de rachitisme survenus chez l'enfant[1]. Royer-Collard[2] soutient cette thèse.

Il donne pour raison l'écoulement par les menstrues d'une grande quantité de sels, surtout de phosphate de chaux, qui par suite feraient défaut à l'économie maternelle et diminueraient dans le lait. Or, les analyses les plus exactes démontrent que les sels du lait, loin de diminuer, augmentent pendant l'évacuation mensuelle. Raciborsky a trouvé que le liquide, dans ces conditions, ne diffère du lait normal que par des variations dans la quantité de crème. Vernois et Becquerel ont constaté une diminution de la densité, du poids de l'eau, du sucre, une augmentation sensible du caséum, du beurre, des parties solides, légère des sels. Un lait ainsi constitué peut tout au plus rendre la digestion plus pénible, et on y supplée en ajoutant un peu d'eau sucrée à l'alimentation.

Bégin et Fournier citent des exemples qui confirment ce que nous venons de dire. Une nourrice voyait son enfant présenter des symptômes de malaise à chaque retour mensuel, la santé revenait ensuite ; elle modifia à ces époques le régime de son nourrisson, qui depuis se porta toujours bien. Quand cet état du lait se manifeste, il est rare qu'il persiste en dehors des règles. Aussi concluons-nous, avec M. Fonssagrives, en disant que l'on ne doit se préoccuper de la menstruation que si l'enfant périclite.

L'état de grossesse nous suggère la même réflexion, mais avec plus de réserve toutefois, car il est souvent incompatible avec la lactation. Par l'analyse, on trouve dans le lait des femmes enceintes une augmentation des éléments solides aux dépens de l'eau, et souvent à la fin de la grossesse réapparait le colostrum. La di-

[1] Tilbury Fox ; De la menstruation pendant l'allaitement comme cause de rachitisme. (*Transact. of obstetrical Society London.*)
[2] Cours de physiologie, *in* Gaz. méd., 1849.

gestion du lait est donc plus difficile et peut même amener des effets purgatifs. Ces choses, vraies en général, souffrent de nombreuses exceptions. Dans nos campagnes, il n'est pas rare de voir les mères enceintes nourrir leur dernier enfant presque jusqu'au terme de la grossesse. Van Swieten [1] délivra une femme qui donnait encore le sein à son dernier né. Camerarius (Thèse de Tubingue) cite un exemple semblable. Un fait analogue s'est passé à l'Hôtel-Dieu de Paris, en 1852.

Nous conseillons donc de surveiller l'enfant et de ne le sevrer que si l'on constate réellement la nocuité de l'allaitement.

Obstacles absolus. — La plupart des obstacles que nous venons de passer en revue peuvent, à un certain moment, devenir une contre-indication définitive de l'allaitement.

Nous citerons entre autres les fissures du sein, qui amènent assez souvent la chute du mamelon, l'oblitération des conduits galactophores, l'agalaxie incurable. Ajoutons les fistules mammaires, qui perpétuent dans la mamelle une inflammation fâcheuse dont on ne peut venir à bout que par le repos absolu de la glande.

La persistance et la réapparition du colostrum sont toujours incompatibles avec l'allaitement. En effet, à l'état normal, le colostrum fait place au lait vers le quinzième jour. Son utilité n'existe plus, et sa persistance amènerait la débilitation du nourrisson, à cause de ses effets purgatifs ; c'est ce qui arrive quelquefois à une certaine époque de la grossesse, et alors il faut cesser de donner le sein.

Souvent une femme d'apparence chétive et d'un tempérament délicat constitue une nourrice très-satisfaisante. Quelquefois, au contraire, une mère d'une santé ordinaire maigrit et dépérit sous

<hr/>

[1] Vidi mulierem quæ, primos partus dolores percipiens, dabat ubera annuo infanti, illumque subridens monebat ut valediceret mammis, quæ mox nascituro dicatæ jam erant. Dum mirabar, dixit sex jam vicibus se idem fecisse. Post paucas horas, enixa fuit infantem sanum et robustum quem feliciter educavit. (Comm. sur Boerhaave, tom. IV.)

l'influence de la lactation ; il faut insister énergiquement pour
qu'on interrompe l'allaitement, car la sécrétion lactée est nuisible
alors, non-seulement à la mère, mais très-certainement, dans un
temps prochain, au nourrisson. Nous l'avons déjà dit, si l'allaitement maternel est un devoir, encore faut-il qu'il s'accomplisse
sans nuire aux intéressés.

La grossesse avancée doit presque toujours mettre un terme à
la fonction mammaire. Ce n'est que par exception que, l'enfant
ne paraissant pas en souffrir, on peut autoriser une mère à
donner le sein dans ces conditions.

B. Obstacles du côté de l'enfant.

Ils sont de deux sortes: locaux ou généraux.

Les premiers sont la plupart des vices de conformation de la
bouche et des parties qui la constituent : les becs-de-lièvre en
général, l'absence congénitale de la langue, son hypertrophie,
ses adhérences vicieuses. La plupart de ces malformations em-
pêchent la prise du sein, au moins jusqu'au moment où un traitement approprié les aura fait disparaître. Tels sont: les becs-de-
lièvre compliqués de division de la voûte palatine, les adhérences
de la langue, soit au voile du palais (rare), soit avec les parties
latérales de l'arcade alvéolaire, soit par l'extrémité au moyen du
frein. Dans ces divers cas, le traitement chirurgical est indiqué
dès l'origine; généralement alors l'interdiction du sein n'est que
de quelques jours. Nous ferons une exception pour le bec-de-lièvre
double compliqué, dont la tentative de guérison doit être remise
à un âge plus avancé, à cause de l'hémorrhagie considérable qui
accompagne l'opération.

La faiblesse congénitale est un obstacle passager: cet état ne
persiste pas et se termine, soit par la mort de l'enfant, soit par
une amélioration qui lui permet de prendre le sein.

Si le nourrisson est atteint de syphilis congénitale, pour des
raisons que nous avons déjà exposées il doit bénéficier du lait
maternel dûment modifié ; mais il est inutile, croyons-nous, de

faire ressortir que si l'enfant est accidentellement infecté, par la vaccination par exemple, il faut empêcher formellement l'allaitement; les exemples sont trop nombreux d'enfants ayant communiqué la syphilis à leurs nourrices, pour qu'on ne se tienne pas en garde contre cette éventualité.

Tels sont les obstacles multiples qui peuvent gêner et même interdire absolument la lactation ; nous allons passer en revue les divers moyens destinés à remplacer l'allaitement maternel rendu impossible ou reconnu insuffisant.

II. — Allaitement mercenaire.

Si la nutrition par le sein maternel est reconnue impossible, si aucun obstacle ne provient du côté de l'enfant, deux moyens se présentent : l'allaitement mercenaire, l'allaitement par les animaux.

Ces méthodes sont depuis longtemps en usage, mais avec des chances variables suivant le mode d'application.

Nous commencerons leur étude par celle de l'allaitement mercenaire.

Une mère a résolu de recourir à un sein étranger pour nourrir son enfant ; c'est ici que la clairvoyance et la prudence sont nécessaires : le choix d'une nourrice n'est point chose facile, et il faut considérer non-seulement l'état de vigueur et de santé de la femme, les conditions de ses fonctions sécrétoires, mais aussi les renseignements fournis sur son intelligence, sa moralité, ses habitudes. « A tout le moins faut-il qu'on ait l'œil à choisir les nourrices..... Car ne plus ne moins qu'il faut, dès la naissance, dresser et former les membres des petits enfants, afin qu'ils croissent tout droits, et non tordus ne contrefaits, aussi faut-il, dès le premier commencement, accoustrer et former leurs mœurs, parce que le premier âge est tendre et apte à concevoir toutes sortes d'impressions qu'on lui veut bailler. » (*OEuvres morales de Plutarque*, trad. Amyot.)

Nous avons déjà passé en revue les conditions de l'allaitement, mais nos réflexions s'appliquaient surtout à la mère ; l'on comprendra que nous serons plus exigeant à l'égard d'une nourrice étrangère.

A. Conditions d'ordre physique.

1° *Mamelles*. — On doit rechercher les seins globuleux ou au moins piriformes, éviter les mamelles plates, éviter aussi les organes trop développés, qui ne sont le plus souvent constitués que par du tissu cellulo-adipeux.

Le mamelon doit être régulièrement conformé, sans exagération d'aucune sorte.

2° *Lait*. — Il faut exiger un lait abondant, assez consistant pour former la goutte, à saveur sucrée, à globules nombreux et de moyenne grandeur [1]. On doit l'étudier par tous les moyens que l'on a à sa disposition.

L'âge du lait n'est pas chose indifférente. Il faut, autant que possible, choisir une nourrice accouchée un peu plus tôt que la mère. — Nous savons que les femmes peuvent conserver très-longtemps leur lait ; quelques-unes ont allaité pendant cinq, six ans ; mais en prenant une nourrice dans des conditions pareilles, on s'expose à voir tarir subitement la sécrétion ; en outre, un lait âgé a paru exercer une fâcheuse influence, quoique des recherches très-sérieuses n'aient pu faire constater des différences bien sensibles entre sa constitution chimique à divers âges. D'ailleurs le Code des nourrices (1762) leur défend de prendre des nourrissons avant sept mois et après deux ans d'allaitement.

---

[1] Devergie (Mém. de l'Acad. de méd., tom. X) a cru devoir classer le lait de la façon suivante : 1° lait à gros globules ; 2° lait à petits globules ; 3° lait à globules moyens. — Il croit, d'après 172 observations, que le meilleur lait est celui de la troisième catégorie.

Mauriceau demande un mois, au plus quatre mois ; Donné préfère un lait de quatre à six mois ; Bouchut de six à huit ; Chailly de six semaines à un an au plus; Dugès affirme que l'enfant dépérit d'autant plus que le lait est plus ancien. A défaut d'autres preuves, nous nous appuierons sur ces auteurs pour recommander un lait jeune, d'autant mieux approprié à la nourriture du nouveau-né que son âge se rapprochera plus de l'âge de ce dernier.

Le lait doit être assez abondant pour suffire à la nutrition de l'enfant. On peut préjuger ce résultat si dans l'intervalle des tétées les seins se gonflent, et si à travers le tissu cellulo-adipeux on peut palper les lobes de la glande.

3º *État général.* — Les auteurs ne sont pas d'accord sur l'âge que doit avoir une bonne nourrice. Ainsi, Levret, Chailly, Rosen recommandent de 20 à 30 ans, Fournier de 24 à 30, Mauriceau, Donné de 24 à 34, Bouchut, Michel Lévy de 20 à 35. Les recherches de Vernois et Becquerel leur ont paru indiquer la période de 25 à 30 ans comme celle qui fournit le lait le plus physiologique. On peut donc admettre que c'est entre 25 et 35 ans que la femme est surtout apte à nourrir, et c'est l'âge que l'on doit préférer.

Quoique le lait d'une primipare se rapproche plus de la normale (Vernois et Becquerel), cet avantage est tellement compensé par l'expérience acquise et l'habitude de l'allaitement, que nous souhaitons une nourrice multipare En outre, une femme qui a déjà élevé un enfant peut donner ainsi, par avance, de précieuses indications sur la valeur probable de son allaitement. Cependant, si la femme n'est pas mariée, nous faisons une exception, car une série de grossesses est un signe de libertinage invétéré, et enlève par suite de précieuses garanties au sain exercice de la lactation.

Le lait des brunes l'emporte en qualité sur celui des blondes. Ainsi se trouvent justifiées les préférences de la plupart des auteurs; il sera donc sage de prendre une brune, de préférence à une femme d'un autre teint.

Une bonne nourrice doit avoir une excellente dentition. De bonnes dents sont l'indice d'une constitution satisfaisante, et, favorisant la division des aliments, donnent certaines garanties sur l'état des voies digestives.

Toute diathèse confirmée est une contre-indication formelle à l'acceptation d'une nourrice. Le médecin doit insister sur ce point et ne reculer devant aucun moyen d'investigation pour arriver à la connaissance de la vérité.

Les phénomènes de la menstruation sont soigneusement dissimulés par les nourrices, qui craignent que l'on ne trouve dans cette évolution un motif de refus. Nous l'avons déjà dit, nous ne croyons pas que l'on doive attacher une grande importance à la constatation du retour menstruel ; nous ne l'avons jamais vu nuire à la santé de l'enfant. C'est du reste l'opinion de MM. Raciborsky et Foussagrives, qui conseillent de ne point s'en préoccuper, à moins de dépérissement du nourrisson.

Une nourrice qui se présente avec les signes de la grossesse doit être rigoureusement refusée.

B. Conditions intellectuelles et morales.

Cette série de conditions doit être d'un grand poids dans le choix d'une nourrice. La femme doit être douce, patiente, d'humeur tranquille, placide, si nous osons ainsi dire, peu susceptible d'être impressionnée, s'il est possible. En effet, les impressions morales exercent une action funeste sur la sécrétion lactée, qu'elles diminuent et qu'elles altèrent. Albinus, Boerhaave, Burdach, Esquirol, Andral, citent des exemples nombreux de convulsions, d'hémorrhagies, de diarrhées bilieuses, de mort même, chez des enfants allaités immédiatement après une émotion vive éprouvée par la nourrice.

Une femme est en proie à une vive terreur en voyant son mari en danger de mort ; elle donne peu après le sein à son enfant, qui le quitte presque aussitôt et reste sans vie (*Annales de littérature médicale*, 1824, tom. I).

Après chaque attaque de nerfs, le lait d'une femme devenait transparent et comme du blanc d'œuf (Parmentier et Deyeux).

Ces modifications de sécrétion ne sont pas plus surprenantes qu'une foule de phénomènes que les passions produisent en nous. Une peur violente arrête la menstruation ; un accès de colère modifie la sécrétion biliaire et amène la jaunisse. Une idée souriante excite la sécrétion salivaire; ce sont des exemples de l'influence des impressions sur notre organisme.

Nous avons, on le voit, de bonnes raisons pour exiger des nourrices un caractère enjoué et peu enclin aux fortes émotions.

Nous chercherons en elles une intelligence assez développée, des idées saines ; non pas que nous croyions à l'influence du lait sur le développement intellectuel du nouveau-né. Les anciens, il est vrai, expliquaient souvent les caractères divers de leurs grands hommes par l'origine de l'aliment qui les avait nourris. Ces idées ont eu cours jusqu'à nos jours dans la science. Désormeaux, Michel Lévy, pensaient qu'*un lait destiné à l'accroissement de tous les organes ne pouvait rester sans influence sur la constitution et le jeu de l'encéphale.* Tel n'est pas notre avis. Nous ne croyons pas qu'une chèvre, par exemple, doue son nourrisson d'un caractère capricant, et que la lactation soit un moyen de transmission ou de modification des facultés intellectuelles : « Le lait nourrit peu ou beaucoup, bien ou mal, mais il ne peut rien de plus[1] ». Mais nous croyons à l'influence de l'exemple, à la contagion des habitudes. Cet esprit qui s'éveille chez l'enfant, est merveilleusement disposé à recevoir toutes les empreintes, à suivre toutes les directions. Choisissons un bon guide, et la voie bien tracée mènera à bonne fin.

La même raison nous fera rechercher la propreté chez une nourrice.

Faut-il que la femme soit mariée ? Cela dépend. Si la nourrice doit être gardée près des parents, il vaut mieux qu'elle soit célibataire. N'ayant aucune préoccupation conjugale, aucun souci

[1] Fonssagrives.

4

matrimonial, elle s'attache d'autant à la maison qui l'abrite, à l'enfant qui lui est confié. Dans ce cas, nous la prendrons venant de subir les conséquences d'une première faute, sinon excusée, du moins expliquée par l'ignorance, la misère, l'étourderie. Mais nous nous garderons bien de recommander celle qui, avertie de sa légèreté par une première grossesse, est redevenue mère une seconde fois. Les conditions de moralité, dès-lors insuffisantes, feraient trop craindre une troisième récidive.

Si l'enfant est placé loin des parents, la question change, et nous conseillons alors de prendre une femme mariée. Généralement entourée des garanties de sécurité et de sérénité que donne le foyer de famille, elle peut consacrer à l'enfant plus d'activité et de soins qu'une fille-mère, souvent obsédée par l'irrégularité de sa position, et d'ailleurs plus exposée aux rechutes dans la voie du libertinage. Une femme mariée livrée à elle-même présentera plus de garanties d'ordre et de conduite.

Nous venons d'indiquer les principales règles à suivre dans le choix d'une nourrice; pour finir, et comme pour résumer, nous ne pouvons mieux faire que de citer le passage suivant de M. Fonssagrives. Dans ces lignes, dues à une plume attrayante et autorisée, nos lecteurs trouveront la meilleure confirmation des propositions précédentes.

«Elle (la nourrice) doit avoir de 20 à 30 ans; plus jeune, elle aurait moins d'expérience des soins dont a besoin un enfant; plus âgée, elle aurait moins d'aptitude à l'allaitement. Il convient, autant que possible, qu'elle en soit à son second ou son troisième enfant (*quæ bis, aut ter peperit.* Aétius, *Tetrab.* I, *serm.* III). Sa santé, accusée par des proportions heureuses, le coloris du teint, la blancheur et l'intégrité des dents, ne doit rien laisser à désirer. La couleur brune des cheveux est une condition favorable, mais elle doit être en harmonie avec celle de la peau : des cheveux noirs avec une peau très-fine, blanche et rosée, sont en effet assez souvent la livrée du lymphatisme et même de la scrofule. La constitution doit être saine et vigoureuse, le tempérament sanguin, la santé exempte de toute tare héréditaire ou personnelle. Son lait doit être abondant, de bonne qualité, d'un âge qui ne s'éloigne pas trop de celui de l'enfant, et il faut exiger de l'organe qui le fournit une conformation telle que le nourrisson s'y attache aisément et en tire sans trop d'efforts l'aliment qui lui est destiné. Son caractère enjoué, son humeur égale, son attachement à ses devoirs, sa patience, sa moralité, complètent enfin ce type que la théorie se propose et que la pratique poursuit en vain.»

Nous connaissons à présent les conditions que devrait remplir une nourrice. Sitôt que des contre-indications viennent à surgir dans le cours de l'allaitement, et si l'enfant accuse, par l'altération de sa santé, leur nuisible influence, il faut sans hésiter changer la nourrice, à moins que la modification ne soit passagère. Le temps n'est plus où l'on craignait pour le nourrisson le changement de lait. L'observation journalière démontre que si les conditions remplies par la nouvelle nourrice sont suffisantes, l'enfant s'habitue très-facilement et sans transition fâcheuse à sa nouvelle alimentation.

CHAPITRE PREMIER.

Nourrices sur lieu.

Les parents tiennent souvent à ne pas se séparer du nouveau-né, et gardent sous leur toit la nourrice. Ils peuvent mieux surveiller la conduite de cette dernière, suivre les progrès du nourrisson, l'entourer de ces soins que rien ne supplée. Certes, c'est là une coutume excellente et que nous ne saurions trop recommander ; mais plus souvent encore des considérations professionnelles, pécuniaires ou de toute autre nature, contraignent les mères à s'isoler de leur fruit, et à le confier aux soins mercenaires d'une nourrice éloignée; cette façon d'agir a des inconvénients, sérieux toujours, terribles quelquefois.

CHAPITRE II.

Nourrices à la campagne.

Si l'on habite une ville de moyenne importance, environnée de communes rurales dont elle n'est pour ainsi dire que le centre d'agglomération, il est assez facile de trouver aux environs quelque mère de famille, ouvrière des champs, qui consente et même qui cherche à vendre son lait. La proximité des habitations, la facilité des communications, rendent aisée la surveillance maternelle, et l'on peut, jusqu'à un certain point, éviter les dangers de l'allaitement à la campagne. La nourrice, visitée à l'improviste, ne peut dissimuler l'état de son nourrisson, et, sévèrement contrôlée à chaque visite, ne peut se dispenser de lui donner la plupart des soins qu'il exige.

Mais combien est différent le sort des enfants qui, nés dans une grande ville, sont élevés très-loin du regard maternel ! Et remarquons que c'est la majorité des enfants placés en nourrice. Dans les communes rurales dont nous parlions, les nourrices viennent presque s'offrir, et l'on a quelquefois l'embarras du choix ; mais dans les grands centres de population, la consommation dépasse la production, et on a le plus souvent recours à des agences de placement des nourrices, à moins que l'on ne place l'enfant sans intermédiaire, de gré à gré.

De ces agences, les unes, comme à Paris le grand Bureau, annexe de l'Assistance publique, s'efforcent de présenter toutes les garanties désirables, ont des inspecteurs dans les arrondissements où elles placent les enfants, des médecins pour visiter régulièrement ces derniers. Aucune nourrice ne part pour Paris sans recevoir la visite de deux docteurs. Eh bien ! sait-on quelle est pour le grand Bureau la mortalité moyenne de un jour à un an ? De 33 p. 100, un tiers environ (1859-1864), alors que pour toute la France elle est de 18 p. 100, et dans certains départements (Creuse), de 11 p. 100 seulement !

Ces conditions sont déjà bien défavorables, et les résultats bien désastreux, puisqu'ils augmentent de 15 p. 100 la mortalité des nouveau-nés. Mais, que dirons-nous si nous examinons les résultats de la situation faite aux enfants par les petits Bureaux ou les nourrices de gré à gré? Prenons toujours pour exemple Paris. D'après M. Husson, malgré le peu de documents certains. le nombre d'enfants placés dans ce cas serait, *au minimum*, de 12,500 environ ; le chiffre moyen de leur mortalité (Blot; Acad. de médecine, 1869) est de 51,68 p. 100 *au minimum*, plus de la moitié.

Comment en serait-il autrement, avec l'absence complète de garantie donnée par ce genre de placement! Pas de service d'inspection, pas de visites médicales; les femmes, dirigées sur Paris par des *meneurs* qui touchent une prime par nourrice, arrivent simplement munies d'un certificat attestant l'âge de leur enfant; trop souvent, hélas ! une autorité complice vieillit ou rajeunit le lait (*Gazette des hôpitaux* : Cour d'assises de la Seine, 5 août 1841, cité par Donné). Un jour, le Dr Brochard engageait un maire à enrayer l'exploitation des nouveau-nés, dont, selon l'expression du magistrat, *les cadavres pavaient le cimetière*. Je sais bien, répondit-il, que ces enfants sont voués à la mort; mais, que voulez-vous? c'est le bien-être de ma commune! Les faits ne sont pas rares de nourrices, revenues au pays, confiant le jeune nourrisson aux soins de quelque vieille parente ou de quelque vieillard impotent, pour aller de nouveau à Paris prendre un nouvel enfant; d'autres, enfin, abandonnent un pauvre moribond et s'empressent de retourner chez un placeur, de peur de perdre le lait.

Mais, nous dira-t-on, ces faits sont des exceptions, et l'on aurait tort de conclure à leur généralité. Que l'on consulte les comptes-rendus des discussions qui se sont élevées à l'Académie de médecine en 1866 et 1869, et l'on verra que nous n'avons rien exagéré et que nous avons plutôt adouci que renforcé les traits de ce navrant tableau.

Cette influence de l'allaitement par nourrice ne se fait pas sentir seulement sur les enfants nés dans leur famille, et qui par conséquent sont, avant leur placement, dans des conditions avantageuses ; mais si l'on consulte les statistiques, on trouvera les mêmes résultats dans des situations bien différentes.

Nous empruntons à M. Villemin (de Strasbourg) les chiffres suivants :

	Décès.
Enfants nés à l'hôpital, nourris par leurs mères.	21 p. 100
— — mis en nourrice........	87 —
— dans la prison nourris par leurs mères.	24 —

Ainsi, malgré l'influence manifestement nuisible de l'hôpital, malgré les mauvaises conditions du régime des prisons, il meurt à Strasbourg 2 enfants sur 10 ; le régime des nourrices en fait perdre 9 sur 10 !

Les recherches statistiques des autres régions donnent des résultats analogues pour l'allaitement mercenaire à la campagne. Il y a donc là un mal évident qui cause à la France des pertes constantes, plus sensibles que ne l'est l'impôt du sang, et qui doit tenir toujours en éveil l'attention des économistes, car il y va de l'avenir de notre pays. En effet, nous sommes une des nations qui mettent le plus de temps à doubler leur population ; les causes de cette infériorité sont certainement multiples : retard des mariages, application trop rigoureuse de la doctrine Malthusienne au point de vue des enfants, et autres mobiles ; mais des études statistiques sérieuses, et faites avec la logique qu'exige cette science, démontrent que l'une des causes, et non la moindre, réside dans la mortalité des nourrissons.

Quelles sont donc les raisons de cette effrayante mortalité à la campagne ? Elles sont faciles à trouver, et nous n'aurons pas besoin de grands développements pour les faire apprécier, il nous suffira de les énumérer : c'est le défaut de soin, la sordide malpropreté qui trop souvent règne dans nos campagnes, le manque de surveillance ; on laisse les enfants le plus souvent exposés aux intempéries des saisons, au froid surtout, qui a une si grande influence sur la santé du nourrisson. Ajoutez à cela les chances possibles d'un allaitement insuffisant, que très-fréquemment la nourrice dissimule dans un intérêt pécuniaire. Voilà, pour ne citer que les plus importantes, les principales causes de nocuité de l'allaitement à la campagne.

Aussi, sauf exceptions, considérons-nous ce mode d'alimentation comme très-dangereux, et nous nous promettons de le proscrire, à moins qu'on n'ait à lui opposer que l'allaitement artificiel.

III. — Hygiène de l'allaitement naturel.

Hygiène de la Nourrice.

Pour terminer ce qui a trait à l'allaitement naturel, il nous reste à donner quelques conseils d'hygiène aux femmes qui se proposent de nourrir.

L'hygiène, cette thérapeutique prophylactique par excellence, devrait être sue de chacun, et bien peu cependant la connaissent; heureux encore ceux qui, la connaissant, la mettent en pratique! Aussi ne croyons-nous pas superflue cette partie de notre travail. Ces considérations seront ce qu'elles doivent être : accessibles à tout le monde ; nous les abrégerons autant que possible, priant le lecteur de suppléer par ses réflexions à la forme parfois aphoristique que pourra prendre notre pensée.

Il faut qu'une nourrice, qu'elle soit guidée par le sentiment maternel ou l'amour du lucre, se pénètre bien de l'idée qu'avec cette fonction elle s'impose une série de devoirs modifiant souvent son genre de vie et ses habitudes extérieures; elle doit faire converger sa propre santé, son alimentation, ses sensations, ses actes vers un seul but, la santé de son nourrisson.

Elle évitera avec soin les changements brusques de température, se couvrira toujours assez chaudement pour n'avoir pas froid, assez légèrement pour éviter des sueurs affaiblissantes, abritera autant que possible ses mamelles du contact de l'air extérieur : en effet, ces organes étant pour le moment le siége d'un mouvement fluxionnaire considérable, toute cause perturbatrice agira de préférence sur eux et amènera des désordres ; et il est constaté que mainte affection de la mamelle reconnaît pour origine l'influence du froid. La nourrice devra toujours tenir les seins dans un grand état de propreté, éviter que le lait ne séjourne dans les sillons du mamelon et ne devienne, en s'aigrissant, un sujet d'irritation pour l'organe, de dégoût pour l'enfant.

Les plus grands soins seront donnés à l'alimentation, non pas qu'il soit nécessaire de la modifier d'une façon radicale : on a constaté, et ici nous parlons surtout des nourrices mercenaires, qu'un changement brusque d'alimentation diminue la sécrétion lactée ; mais on surveillera le régime, on associera des substances azotées à des substances végétales. Évitez les extrêmes. Une nourriture trop animalisée prive le lait d'une grande partie de son sucre [1], et enlève par suite un des éléments utiles au liquide nourricier. Les aliments seront choisis d'une digestion facile, ne seront pas absorbés en trop grande quantité à la fois, pour éviter les digestions laborieuses. Une alimentation trop salée ou trop astringente altère les qualités du lait ; il faut la proscrire. Nous en dirons autant des liqueurs alcooliques. Boerhaave l'a écrit : *Les nourrissons portent la peine des écarts de régime de leurs nourrices.*

L'influence de la nourriture sur le lait est d'ailleurs démontrée par une foule d'exemples : l'absinthe le rend amer ; le thym, l'ail, lui communiquent leur odeur ; la garance, la carotte leur couleur. Une chienne nourrie exclusivement de substances végétales donnait au bout de quelques jours un lait absolument analogue au lait de chèvre (Young).

Le passage des médicaments dans le lait est une chose aujourd'hui hors de doute ; on savait depuis longtemps que ce liquide décelait la présence de l'iodure de potassium et de la plupart des médicaments administrés ; mais on n'avait pu y reconnaître le mercure. Il y a quelques années, un chimiste, M. Lewald, est parvenu à retrouver ce corps dans le produit de sécrétion [2] ; aussi

[1] Le lait des animaux carnivores ne contient presque pas de sucre.

[2] L'expérience clinique en avait déjà fourni la preuve indirecte par l'influence, dans la syphilis infantile, soit du lait de femme, soit du lait d'animal, modifiés par des médicaments hydrargyriques.

recommandons-nous à la nourrice de songer à ce mode indirect de modification, qui convenablement appliqué peut rendre de grands services.

Une femme soucieuse de la santé de son nourrisson évitera avec soin tout ce qui pourrait lui procurer une émotion violente; si, malgré ces recommandations, elle ne peut se soustraire totalement à leur influence, elle fera bien de différer un peu la mise au sein de l'enfant, pour donner à ses fonctions le temps de reprendre leur équilibre. Nous avons dans plusieurs passages, et notamment page 27, assez insisté sur l'influence des affections morales pour nous dispenser de plus longs développements.

On devra fuir également l'oisiveté et le repos; des promenades hygiéniques au grand air et à la campagne feront le plus grand bien à la nourrice et au nourrisson ; un exercice musculaire suffisant, en contre-balançant l'influence de la sensibilité, assurera le libre exercice de l'allaitement. Il faut éviter les soirées mondaines, les veilles prolongées, sources de fatigues morales et physiques exagérant la sensibilité, anéantissant l'énergie des fonctions somatiques. La femme qui allaite a besoin de repos ; il lui faut sept à huit heures de sommeil non interrompu, et c'est pour cela que nous recommandons d'habituer l'enfant à ne pas prendre le sein la nuit ; une tétée vers 10 ou 11 heures du soir, une autre vers 6 ou 7 heures du matin, cela doit lui suffire: il s'en trouvera bien, et la nourrice aussi.

Ici se présente une question délicate et diversement appréciée jusqu'à nos jours. Doit-on, dans l'état de lactation, permettre les rapports entre époux ?

Galien (*De sanitate tuenda*, liv. I) est formel : « A Venere » omnino abstinere jubeo omnes mulieres quæ pueros lactant. » Nam et menses viri consuetudine provocantur, et lac odoris » gratiam in deterius mutat. Quin etiam, aliquæ in utero conci- » piunt, quo nocentius puello adhuc lactanti nihil est. » — Hippo- crate. Aetius, donnent les mêmes raisons : retour des menstrues, grossesse possible. Zacchias, Fontana et bien d'autres, sont aussi d'avis de proscrire absolument l'usage de cette fonction. Enfin, à notre époque, M. Donné, qu'il faut souvent citer quand on parle d'allaitement, dit :

« On ne redoute rien tant que de voir une nourrice communiquer avec son mari, et il n'est pas de précaution que l'on ne prenne, de condition même que l'on n'impose avec plus ou moins de succès pour empêcher ces relations; on a raison : il faut, autant que possible, éviter qu'une nourrice ne devienne grosse pendant l'allaitement. »

Nous serions mal venu, après tant d'illustres et savants témoignagnes, de soutenir la thèse opposée, et telle n'est pas d'ailleurs notre pensée. Seulement, s'il est nombre de femmes dont le tempérament s'accommode de cette abstinence prolongée, il en est d'autres, et de nombreux exemples en témoignent, chez lesquelles cette privation trop absolue amène des désordres dans la sécrétion lactée. Joubert, Lamotte, van Swieten, Gardien, Royer-Collard, citent des preuves de cette altération. « Certum est occulta » desideria pejora et magis noxia esse quam plena honestarum » feminarum gaudia, et rarum moderatumque Veneris usum. » (Platner ; *Dissert. de victu et regimine lactantium*, ₰ XXXV). Nous nous garderons donc de proscrire absolument les relations entre mari et femme. Nous conseillerons seulement de s'en passer si on le peut, de se modérer dans le cas contraire, et de se souvenir de cet adage, toujours vrai: *In medio stat virtus.*

Si la femme suit les conseils hygiéniques que nous venons d'exposer, elle a de nombreuses chances de mener à bien l'allaitement de son nourrisson. Au reste, l'exercice de cette fonction paraît donner une sorte d'immunité aux nourrices. Tout au plus ont-elles, à une certaine époque, un certain état de pléthore, d'irritation gastrique dont on vient facilement à bout par le repos, la diète, les boissons délayantes.

Hygiène de l'Enfant.

Nous ne voulons point ici faire l'étude complète de cette question, ce serait dépasser les bornes de notre sujet ; en énoncer les principales règles, surtout celles applicables à l'allaitement, tel est notre but. — Nous n'entrerons donc pas dans le détail des premiers soins à lui donner : ligature du cordon, conduite à tenir en cas d'asphyxie, nettoyage de la couche sébacée par un lavage approprié. Nous ne discuterons pas les avantages ou les inconvénients de ce maillot qui empêche les mouvements et le développement des membres, qui les met en contact direct avec leurs déjections ; et cependant, que de choses n'aurions-nous pas à dire, ne dussions-nous citer que Locke, Buffon, Rousseau et tant d'autres, contre l'usage d'un mode de vêtement qui ne favorise que la paresse de la nourrice ? Mais passons.

La toilette de l'enfant terminée, le sommeil s'empare du petit être ; c'est après ce sommeil qu'il faut commencer de donner le sein. Si c'est le sein maternel, le nourrisson trouvera dans le colostrum un remède suffisant pour éliminer le méconium ; mais si un lait étranger est destiné à le nourrir, il faut avoir soin de lui administrer un léger purgatif, qui remplira à peu près le même office.

Il faut de bonne heure l'habituer à une certaine régularité dans ses repas, espacer les tétées, de deux en deux heures par exemple, éviter surtout de lui donner à téter la nuit, habitude vicieuse pour l'enfant, qui se trouvera bien d'un sommeil prolongé, pénible pour la mère, que la nuit doit délasser des fatigues de la journée. Au bout de quelques jours, l'apprentissage est fait, et le repos nocturne assuré.

Il est un usage que nous ne saurions trop blâmer, celui d'offrir le sein au moindre cri ; on oublie trop que cet être naissant traduit ainsi toutes ses sensations. et qu'il pleure bien souvent de toute autre chose que de faim. Une mère clairvoyante sait, du reste, bientôt interpréter chaque geste de l'enfant, chaque pli de sa mobile physionomie. Distrayez-le, excitez ses jeunes sens, soit par l'aspect d'objets brillants, soit par le bruit de quelques hochets, et vous verrez souvent les pleurs faire place au sourire. Si au contraire vous gorgez l'enfant de lait, il est évident qu'alourdi par une digestion pénible, il finira par se taire, mais ce sera pour

tomber dans un lourd sommeil, indice d'un estomac surchargé.
— Nous voudrions aussi voir disparaître l'habitude de bercer les
nouveau-nés. Nous sommes convaincu que c'est là une fâcheuse
coutume, assujétissante pour la nourrice. Nous avons sous les yeux
de jeunes nourrissons dont les familles éclairées ont renoncé à
cet usage, et l'enfant n'en dort pas moins, n'en est pas moins
frais et dispos, au contraire.

Une rigoureuse propreté est indispensable à la santé du nouvel
être. On doit veiller attentivement à le préserver du froid, l'en-
nemi mortel des petits au berceau ; cette nécessité est tellement
impérieuse qu'elle s'est imposée à notre législation, et qu'on
peut se dispenser de porter les nouveau-nés à la mairie ; salutaire
tolérance qui n'est venue que trop tard.

Si une bonne alimentation sagement réglementée, si un sommeil réparateur, sont nécessaires à cet âge si tendre, il est une
troisième nécessité qu'il faut satisfaire : le besoin du grand air.
Il faut une promenade de plusieurs heures par jour, et à ce propos remarquons combien certaines questions qui d'abord paraissent oiseuses peuvent avoir leur importance ; la manière de porter l'enfant n'est pas indifférente, la station verticale lui est, à cet
âge, on ne peut plus nuisible : l'ossification des diverses parties
du squelette n'est pas encore complète, la colonne vertébrale se
dévie sous le poids du corps, et souvent certaines scolioses latérales n'ont que cette attitude vicieuse pour origine. Nous ne conseillerons pas non plus de le porter couché sur le ventre, les deux
bras lui servant de soutien : en effet, le nourrisson peut régur-
giter une partie de son chyme. Ce chyme est alors dans d'ex-
cellentes conditions pour être introduit dans le larynx par la
respiration et produire des désordres mortels. Parrot [1] en cite
plusieurs cas ; le meilleur mode de station est la station déclive,
le dos appuyé sur un coussin maintenu par les deux bras.

Un usage que nous voudrions voir se répandre, serait celui de
peser de temps en temps les enfants ; la gradation doit être con-

[1] Société de biologie et Gaz. méd., pag. 184. 1873.

stante, excepté, bien entendu, dans les premiers jours, où le poids est stationnaire et diminue même légèrement. Cette étude donne le meilleur critérium de la santé du nourrisson : si l'on remarque un temps d'arrêt ou une diminution dans le poids, on doit en rechercher les causes ; à plus forte raison faudra-t-il se livrer à ces investigations si l'enfant présente des symptômes pathologiques du côté de quelqu'un des organes. Si la cause suffisante n'est pas trouvée dans ces derniers, on la rencontrera dans le lait, et l'on avisera.

Mais le nourrisson n'est pas destiné à toujours être nourri avec du lait ; il est bon, à un certain moment, de joindre à ce régime trop absolu quelque aliment d'autre nature. Quel est le moment ? Quel aliment emploiera-t-on ?

La majorité des auteurs conseillent d'attendre jusqu'au quatrième ou cinquième mois; quelques-uns fixent un terme plus rapproché, un mois ; d'autres plus éloignés, six mois (Michel Lévy). Ces nombres n'ont évidemment rien d'absolu. Une nourriture prématurée serait mal supportée par les organes digestifs du nouvel être, une alimentation auxiliaire trop tardive laisserait souvent s'épuiser la mère et dépérir le fruit ; aussi la limite de cinq mois nous paraît, dans la majorité des cas, bien suffisante.

La plus grande prudence doit régner dans l'application du nouvel aliment : on peut débuter par un lait d'animal, de vache en général, coupé avec une légère décoction de mie de pain de froment ; ne pas trop sucrer le mélange, on en dégoûterait l'enfant. On peut, si l'on veut, employer de légères bouillies de farine de froment, ou bien de la panade passée au tamis. Mais ces diverses préparations doivent être données avec gradation et en surveillant attentivement leur action ; ce n'est que plus tard que l'on se permettra des substances plus nourrissantes, bouillons de viande, œufs à la mouillette… Les aliments trop stimulants développent en effet, chez le nourrisson, un état d'excitation qui se traduit par de la fièvre et des troubles digestifs, et c'est avec prudence que l'on doit arriver à leur usage.

L'enfant atteint sa première année ; il possède ses incisives, ses canines ; c'est le moment de cesser l'allaitement : le lait n'est plus si nécessaire à sa jeune òrganisation et son usage ralentit plutôt qu'il ne favorise le développement. Cependant, si l'enfant n'est pas bien développé, si l'hiver commence, si la nourrice ne constate pas de changement dans la quantité ou la qualité de son lait, on peut différer le sevrage, attendre le seizième ou le dix-huitième mois, époque où viennent de paraître les premières molaires, car la première condition du sevrage est de ne pas coïncider avec l'évolution dentaire, moment souvent accompagné de malaises.

L'enfant est déjà préparé par une nourriture accessoire; il ne tête plus la nuit, si jamais d'ailleurs il a eu cette habitude. On diminuera assez rapidement le nombre des tétées, et dans deux ou trois jours au plus on le privera absolument du sein ; l'allaitement sera terminé.

DEUXIÈME PARTIE

ALLAITEMENT PAR LES ANIMAUX.

———

Nous définirons l'allaitement par les animaux : l'allaitement à l'aide du lait d'animaux pur ou coupé diversement.

Cette nourriture est prise directement par l'enfant aux mamelles de l'animal, ou bien le lait, trait et exposé par conséquent à l'air, est absorbé par l'enfant à l'aide de divers procédés, et plus ou moins modifié par des coupages.

Le premier mode de nutrition constitue l'allaitement direct par les animaux.

Le second est l'allaitement artificiel proprement dit.

Connu de toute antiquité, mis en pratique plus ou moins généralement par tous les peuples, célébré par les poètes qui ont cherché dans son usage l'explication du caractère de certains hommes illustres, ce système d'alimentation est encore en usage dans beaucoup de cas trop nombreux, à cause des résultats désastreux que produit cet artifice.

Les historiens racontent que les Scythes, les Russes, les Danois ne donnaient jamais de lait de femme à leurs enfants ; et quelques-uns ajoutent que ces races sont fortes et ne paraissent pas souffrir de l'allaitement artificiel. La raison nous paraît facile à trouver. Ce genre d'élevage doit certainement opérer une sorte de sélection et ne laisser survivre que les enfants bien doués et d'une grande résistance vitale. Reste à savoir si l'hygiène doit se contenter de ce résultat qualitatif, et ne doit pas surtout viser l'intérêt du plus grand nombre.

La statistique de tous les pays démontre les effets pernicieux de l'allaitement qui nous occupe. Pour en citer quelques exemples, la maison hospitalière de Dublin, où il était alors en usage, reçut, de 1789 à 1805, 12,786 enfants-trouvés; cinq ans après il restait 135 survivants[1]. A Lyon, d'après Villermé, la proportion des décès des enfants confiés à une nourrice est de 33 p. 100; à Reims, où les nouveau-nés sont élevés au biberon, elle est de 64 p. 100; à Tours, d'après Gaillard[2], elle est de 80 p. 100; dans toutes les Maternités où ces errements ont persisté, les résultats sont aussi navrants. Aussi, faut-il le reconnaître, les administrations hospitalières tendent de plus en plus à en restreindre l'usage. — Nous avons eu l'occasion de constater par nous-même la vérité de ce que nous avançons. A la Maternité de Toulon, dès que chaque nourrisson, grâce à l'intelligente ténacité du chef de service, a pu jouir des bienfaits de l'allaitement naturel, la mortalité, qui auparavant était considérable, a diminué dans de très-grandes proportions. Partout les mêmes conséquences heureuses ont été produites par les mêmes changements. Les Maternités ne sont plus de ces maisons au fronton desquelles un écrivain distingué voulait écrire : *Ici on fait mourir les enfants aux frais du public.* Certes, les conditions de ces établissements laissent souvent beaucoup à désirer; mais, du moins, une des causes de mortalité, et ce n'est pas la moindre, a disparu de la plupart.

Si l'étude des Maternités encore réduites à l'élevage par le lait d'animaux fournit d'aussi tristes résultats, l'examen des enfants soumis à ce régime, dans les familles, conduit aux mêmes conclusions : la mortalité qui sévit dans les grands centres y trouve une de ses causes les plus puissantes ; la Normandie ne doit l'excès de mortalité de ses nourrissons qu'à l'usage immodéré du biberon et du petit-pot.

Mais il est des choses qui s'imposent, et souvent l'allaitement

---

[1] Friedlander, d'après Sir John Baquare.
[2] Cité par M. Fonssagrives.

artificiel est une de ces nécessités. Voyons donc quelles sont les meilleures conditions qu'on peut chercher dans son application.

Et d'abord, au lait de quel animal devra-t-on s'adresser ? La logique ordonne de rechercher celui qui se rapproche le plus du lait maternel ; or, voici l'analyse du lait de divers animaux, ainsi que du lait de femme. Le tableau est emprunté à Payen, excepté pour ce dernier lait, dont nous avons pris l'analyse dans Vernois et Becquerel.

(Voir le Tableau, page 58.)

L'étude des résultats ci-après exposés démontre la grande analogie qu'il y a, d'un côté, entre le lait d'ânesse et celui de la cavale, surtout remarquables par la grande quantité de lactose ; d'un autre côté, entre le lait de vache, de chèvre, de brebis et de femme, surtout au point de vue des matières azotées.

Ainsi, le lait d'ânesse, qui, au dire des anciens [1], ressemblait le plus au lait de femme, et dont l'apparence est en effet celle de ce dernier, s'en éloigne quant à sa constitution chimique. D'ailleurs, sa crème est rare et peu considérable, son beurre fade, analogue à de l'huile figée, rancissant très-facilement. Une assez grande abondance du sucre de lait est leur seul point de ressemblance ; il en est de même du lait de jument, qui pourtant est le seul usité en Asie ; la vache et la chèvre, au contraire, diffèrent de la femme par un certain excès de beurre et de caséine ; le lait est trop nourrissant, mais certains artifices peuvent en atténuer les effets.

Nous préférons donc pour le nouveau-né le lait de chèvre, ou de vache, ou de brebis.

---

[1] Sed quoniam id exhiberi sibi ceu pueris plerique recusant, utique ceu asinis asininum ipsis dari convenient. Id enim reliquis omnibus ad propositum affectum est utilius, nam tenuissimum est, et minimè coagulatur..... (Galien ; De meth. medendi, liv. VII.).

COMPOSITION DU LAIT.	FEMME.	VACHE.	CHÈVRE.	BREBIS.	ANESSE.	CAVALE.
Eau	88.91	86,40	85,60	82,00	90,50	89,33
Substances azotées, caséine, albumine.........	3,93	4,30	4,50	8,00	1,70	1,62
Substances solubles dans l'alcool.........						
Lactose	4,36	5,20	5,80	4,50	6,40	8,75
Beurre.................	2,66	3,70	4,10	6,50	1,40	0,20
Substances : colorante, colorable, aromatique....	Traces.	Traces.	Traces	Traces.	Traces.	Traces.
Sels peu solubles : phosphates de chaux, de magnésie, de fer, chaux combinée à la caséine..		0,25	(1)	(1)	(1)	(1)
Sels solubles.. { Chlorure de potassium....... / — sodium...... / Phosphate de soude........ / Soude...........	0,14	0,15	(2)	(2)	(2)	(2)
	100,00	100,00	100,00	100,00	100,00	100,00

1 Les sels insolubles ont été pesés avec les matières azotées ; ils formaient de 1,5 à 2,5 p. 1000

2 Les sels solubles sont restés avec la lactose ; ils formaient de 1 à 2 p. 1000

I. — Allaitement direct par les animaux.

Le seul animal généralement usité est la chèvre, à cause de sa docilité, de son intelligence, du volume de ses trayons ; de nombreux exemples de sa docilité se trouvent dans tous les auteurs. Tout le monde connaît l'histoire des animaux de l'Hospice d'Aix, qui reconnaissent leur nourrisson et viennent d'eux-mêmes mettre leurs mamelles à portée de ses lèvres.

Le seul inconvénient de l'allaitement par la chèvre est l'odeur hircine qui se dégage de toutes les sécrétions de l'animal ; mais cette odeur est très-atténuée si la femelle est tenue proprement, paît à l'air et en liberté, couche sur de la paille fréquemment renouvelée. Il faut avoir soin de choisir une bête d'un âge moyen, d'aspect extérieur satisfaisant, qui ne soit atteinte d'aucune affection, et dont le lait ne soit ni trop ancien ni trop jeune. Il est nécessaire de surveiller l'alimentation de l'animal, d'abord pour que son lait n'éprouve pas d'influence nuisible, et aussi pour que l'on puisse modifier la densité de ce liquide. On sait en effet qu'une alimentation très-herbacée diminue la quantité des éléments azotés et beurrés de ce dernier, et le rapproche par conséquent du lait de femme.

La chèvre a un autre avantage, celui de pouvoir être médicamentée facilement pour donner à son produit de sécrétion des propriétés thérapeutiques. Ainsi, un de ces animaux soumis à des frictions hydrargyriques donne un lait apte à guérir la syphilis, au moins dans ses premières manifestations ; et M. le professeur Estor a mis très-heureusement à profit ce mode de médication à l'Hôpital-Général de Montpellier.

Il faut avoir soin, quand on pratique l'allaitement par les animaux, de ne faire prendre que la première partie de la traite. Elle est constamment plus séreuse, et par là se trouvent atténuées les propriétés trop nutritives de l'aliment. Si, malgré cette précaution, on reconnaissait au lait des qualités nuisibles, on devrait éloigner les tétées et donner dans l'intervalle une boisson délayante sucrée, de l'eau d'orge par exemple, ou même de l'eau ordinaire édulcorée avec du sucre, ou mieux avec du sucre de lait pour se rapprocher davantage des conditions naturelles. Nous devons ajouter que la précaution de ne prendre que la première partie de la traite est généralement suffisante.

A quoi est due cette différence de composition, qui ne se rencontre pas chez la femme ? Les uns, et c'est le plus grand nombre, l'expliquent par une sorte d'écrémage du lait qui s'opérerait par le repos dans la coupe que semble former la mamelle, et alors le premier lait, étant inférieur, serait moins chargé de crème. M. Milne Edwards a proposé une autre explication, la voici : «C'est dans les ampoules initiales des conduits lactifères que naissent et se développent les utricules sécrétoires qui fournissent les matières grasses et les autres substances solides les plus importantes du lait, tandis que l'eau, plus ou moins chargée de matières albu - minoïdes et salines, y est ajoutée par les parois membraneuses des conduits galactophores, qui ne sont pas aptes à sécréter les produits laiteux par excellence. Il en résulte que, plus le lait fourni par les ampoules traversera rapidement cette portion excrétoire des glandes mammaires, moins il sera aqueux [1] ».

La première hypothèse rend compte de la régularité de la traite chez les femmes dont la situation des mamelles empêche cette séparation.

La seconde s'appuie sur des données physiologiques qui ont bien leur poids, et nous paraît donner du phénomène une explication satisfaisante.

Les soins qu'exige cet allaitement, l'intervalle des tétées, le régime de l'enfant pour l'habituer au sevrage, ne diffèrent pas de ceux que nous avons indiqués pour l'allaitement naturel, et nous nous bornons à y renvoyer le lecteur.

Ce genre d'alimentation, pratiqué avec intelligence, peut, dans certaines conditions donner d'assez bons résultats ; il est, du

---

[1] Leçons sur la physiologie et l'anatomie comparées, tom. IX, pag. 185. Paris, 1868.

reste, en usage dans quelques parties de l'Allemagne et de la Suisse, et en Auvergne. Il est en tout cas préférable à l'allaitement artificiel proprement dit, que nous allons à présent examiner.

II. — Allaitement artificiel proprement dit.

C'est celui qui expose le lait à l'air avant l'absorption.

Dans ces nouvelles conditions, le liquide sécrété a-t-il perdu quelques-unes de ses qualités ? Aucune analyse ne le démontre ; cependant c'était la croyance des anciens. Galien prétend que le lait exposé à l'air perd une partie de ses propriétés, et n'est plus ce *liquide vivant* qui doit porter la santé dans tout le nouvel être. D'ailleurs, le lait subit au moins des variations de température et le contact des principes contenus dans l'air qui peuvent agir sur sa composition et déterminer des réactions chimiques ; de sorte que l'on peut admettre, tout en atténuant la portée de l'opinion des anciens, que la sécrétion lactée n'a pas une action identique, puisée directement ou absorbée après le contact de l'air.

Nous avons vu plus haut les résultats déplorables dus à l'allaitement par les animaux , ces résultats sont surtout fournis par le véritable allaitement artificiel ; ils reconnaissent plusieurs causes, les unes dépendantes du lait, les autres des méthodes d'absorption et surtout de leur application.

Les laits de vache, de chèvre, d'ânesse, de jument, ont été et sont encore employés ; quelques auteurs recommandent les deux derniers, de préférence aux autres. Nous avons vu qu'en somme les deux premiers étaient ceux qui, pris dans certaines conditions, avaient le plus d'analogie avec le lait de femme, et ce sont eux que nous préférons voir en usage ; les deux autres ont trop peu de substances azotées, 1,62 au lieu de 3,90, pour fournir un aliment vraiment rémunérateur.

Il est bon, nous dirons même plus, il est nécessaire de connaître l'origine du lait dont on se sert. On peut par là préjuger de sa qualité par l'aspect de l'animal qui le fournit, et l'examen attentif des soins hygiéniques auxquels il est soumis pourra donner des garanties de bon fonctionnement de la glande nourricière. En divers points de notre travail, nous avons parlé de l'influence des soins de propreté, de l'alimentation, de l'aération sur les propriétés du lait, nous n'y reviendrons pas ; nous voulons seulement en déduire la conséquence de veiller, quand on le pourra, sur l'animal dont on se sert.

Nous recommandons, au point de vue de l'uniformité, de ne pas changer de lait; ces recommandations seront d'autant plus écoutées que l'on aura choisi un animal satisfaisant aux conditions d'âge et de santé dont nous avons parlé plus haut.

Dans les petites villes et dans les campagnes, ces conseils sont faciles à suivre, mais il n'en est pas de même dans les grands centres, où le lait, presque toujours du lait de vache, est transmis du dehors et trop souvent falsifié par les marchands peu délicats; la plupart de ces sophistications consistent à l'écrémer, à ajouter de l'eau, et souvent, pour dissimuler la teinte bleuâtre que prend alors le liquide, une substance colorante : du caramel, de l'extrait brun de chicorée, de la teinture de pétales de soucis. L'addition de ces diverses matières se constate très-facilement en faisant cailler le lait : le sérum limpide obtenu renferme un principe colorant, et la nuance jaune trahit la falsification (Payen).

L'écrémage peut à la rigueur se constater par l'analyse chimique. Mais, le galactoscope [1] de Donné, dont nous avons déjà

---

[1] Cet instrument donne approximativement la qualité butyreuse du lait. Voici les relations observées entre les degrés du galactoscope et les quantités de crème sur 100 parties.

Degrés du galactocospe	Quantités de crème p. 100.
De 40 à 35............ 5,	lait faible.
De 35 à 30............ 5 à 10,	lait ordinaire.
De 30 à 25............ 10 à 15,	bonne qualité.
De 25 à 20............ 15 à 20,	très-riche.
De 20 à 15............ très-butyreux, dernière partie de la traite.

(PAYEN.)

parlé, pag. 22, remplace dans la pratique ce procédé, assez long.
— On peut se servir aussi du lactomètre [1].

Il est essentiel, avons-nous dit, que l'animal qui fournit le lait soit d'une bonne santé, que son produit de sécrétion ne soit pas trop jeune, et qu'il soit fraîchement trait. Le moyen le plus simple de s'assurer à distance de l'absence de ces trois ordres d'altérations consiste en la cuisson du lait. Si la vache est atteinte de certaines maladies, la *cocotte* par exemple, le lait se séparera en grumeaux, il *tournera*; il en sera de même si le lait est trop jeune, ou bien s'il est trait depuis trop longtemps. S'il est trop jeune, il sera albumineux et se coagulera; dans le second cas, il s'est formé un peu d'acide lactique, et alors sous l'influence de la chaleur le caséum se caillera en partie.

Mais supposons que le lait n'a subi aucune altération et a tous ses caractères normaux; la première question qui se présente est la suivante: faut-il le donner pur, ou bien y ajouter quelque chose? Ici la divergence la plus grande règne entre les opinions des auteurs. Les uns recommandent, sans d'ailleurs donner de raisons, d'ajouter à une partie de lait de vache trois parties d'eau. Comparons au lait de femme le liquide ainsi constitué. Dans 100 parties de chaque on trouverait :

	Lait de femme.	Lait coupé.
Subst. azotées...	3,90	1,40
Lactose.........	4,36	1,30
Beurre..	2,66	0,40

Comment s'étonner si les enfants meurent d'inanition, avec une pareille alimentation? D'autres ne vont pas si loin, et coupent le lait de vache par moitié avec de l'eau de riz, de l'eau de gomme, de l'eau panée, de l'eau de son ou de gruau. Quelques-uns enfin

[1] Tube de verre à pied, gradué. On y verse une quantité constante de lait; on laisse la crème se former, et le nombre de degrés occupé par cette dernière indique, à l'aide de tables dressées d'avance, la proportion de crème qui se trouve dans le lait. Cet instrument, très-commode, très-bon marché, est employé dans une foule d'établissemens où l'usage du lait atteint des proportions assez considérables.

cherchent, à l'aide de mélanges plus ou moins heureux, à reconstituer le lait de femme. Ainsi, M. Coulier propose la formule
suivante :

Lait de vache non écrémé.... 600
Crème................... 13
Sucre de lait...... 15
Phosphate de chaux........ 1,5
Eau..................... 339

Ce mélange, assez compliqué, on le voit, aurait surtout pour
effet de rendre le lait moins indigeste ; et comme ce résultat ne
s'obtient qu'en diminuant la crème et le sucre de lait, ainsi que
les sels, on y ajouterait un supplément de ces diverses substances.
L'idée est ingénieuse et paraît logique, mais elle n'a pas encore
reçu, que nous sachions, la sanction de l'expérience, et nous préférons encore administrer le lait pur, sauf à éloigner légèrement
les tétées et à faire absorber à l'enfant quelques cuillerées d'eau
sucrée. Du reste, ou bien l'on peut prendre la première partie de
la traite, et alors le lait se rapproche beaucoup du lait de femme ;
ou bien on achète le lait déjà trait, et bien souvent il est tout
juste suffisant pour une saine alimentation [1].

Le lait doit être donné cru, à une température de 20 à 30
degrés, ou même à la température de l'appartement dans lequel
se trouve l'enfant : en le donnant cru, on se rapproche davantage
des conditions physiologiques; on évite ensuite la condensation
du liquide par l'évaporation ; il ne perd pas cette *frangipane* qui
est constituée surtout par des pellicules azotées; il est mieux supporté par l'économie.

Plusieurs moyens sont mis en usage pour faire absorber à l'enfant le lait qui lui est nécessaire : les uns, que l'on peut appeler
primitifs, sont la prise à la cuiller ou au petit-pot ; le biberon est
un mode plus compliqué.

[1] Grisolle, chargé d'un service de nouveau-nés, observa que tous les enfants
nourris avec le lait pur de Paris, mouraient d'inanition. Il fit vérifier l'origine du
lait, et dès ce moment la diminution de la mortalité fut sensible.

L'allaitement à la cuiller ou au petit-pot n'exige, de la part de l'enfant, que des mouvements de déglutition ; aussi s'en sert-on avec succès dans les cas où l'enfant ne peut se livrer aux mouvements de succion, soit par faiblesse congénitale, soit par paralysie faciale, soit enfin par lésion des organes nécessaires à cette fonction. Cette méthode, peu usitée en dehors des cas que nous venons de citer, n'est pourtant pas à dédaigner autant que veulent le dire certains auteurs. Il est vrai que la trop grande facilité de déglutition peut être un inconvénient sérieux ; mais, du moins, ce mode de nutrition peut s'allier sans peine à une grande propreté, ce qui n'a pas toujours lieu avec le biberon.

Ce dernier instrument est constitué essentiellement par un vase dont le col, plus ou moins allongé, est muni d'un bouchon nommé *embout* se terminant par un appareil destiné à remplacer le mamelon.

Un biberon, pour être toléré et rendre des services, doit satisfaire à plusieurs conditions :

1° Il doit être d'une matière qui ne fasse subir au lait aucune modification ;

2° Il doit pouvoir se nettoyer facilement ;

3° L'embout et son appendice, le faux-mamelon, doivent être faits de telle sorte, que le lait aspiré ne sorte pas avec trop de facilité. Leur propreté doit toujours être extrême ;

4° Le vase ne doit contenir que la valeur d'une tétée environ.

La matière généralement employée et que nous préférons est le verre, qui, sans action sur le lait, permet de voir tout ce qui se passe, et se nettoie facilement.

La construction de l'embout et du faux-mamelon a exercé et exerce encore la sagacité des inventeurs, et nous avons toute une série de biberons ne différant que par cet appendice : biberons parisien, de Mme Breton, de Darbot, de Thiers, de Mathieu...... Nous n'entrerons pas dans la description de ces divers appareils, dont quelques-uns sont très-compliqués ; le but cherché a été d'abord de permettre à la pression atmosphérique d'agir sur la surface du liquide, et aussi de rationner le passage de ce dernier.

Les substances les plus employées pour former le faux-mamelon ont été la tétine de vache, le liége, l'ivoire ramolli, le caoutchouc. De ces diverses substances, celle que nous préférons est l'ivoire ramolli. Le caoutchouc se détériore facilement, s'agglutine, donne un mauvais goût au lait, et, chose plus grave, peut contenir des substances métalliques nuisibles à l'enfant. La tétine de vache contracte aussi une odeur particulière qui exige trop souvent son changement, et c'est fâcheux, car elle laisse suinter le liquide par de très-petits orifices qui en règlent le débit. Nous proscrivons tous les mamelons métalliques ; quelque bien enveloppés qu'ils soient, ils blessent les gencives.

Le meilleur biberon est peut-être le plus simple, celui qu'on emploie dans les campagnes. Il consiste en une fiole dans le goulot de laquelle on introduit une cône d'éponge le dépassant d'un pouce environ. On enveloppe le tout de mousseline, et, si on a le soin de ne pas mettre une éponge trop petite, le lait s'écoule par succion assez modérément pour ne pas gêner l'enfant. Nous ne trouvons à cet appareil qu'un inconvénient, c'est d'exiger de fréquents changements d'éponge et de mousseline; mais, comme ces modifications sont faciles à faire, comme les soins de propreté indispensables peuvent être facilement appliqués, nous ne voyons aucune opposition à formuler contre l'usage de ce biberon.

Tels sont les principaux modes d'application de l'allaitement par les animaux. On voit que nombreuses sont les causes d'alimentation défectueuse provenant, soit du lait, soit des moyens de le faire prendre. Ces raisons seraient suffisantes déjà pour expliquer la mortalité dévolue aux enfants artificiellement allaités. Mais d'autres causes viennent s'ajouter aux précédentes.

La plus importante est la difficulté de graduer convenablement les prises de lait à mesure que grandit l'enfant ; cette partie de l'allaitement exige beaucoup de tact et d'observation. La science fournit bien des données générales sur le lait absorbé moyennement. Ainsi, M. Bouchard, qui a fait de très-intéressantes recherches à la Maternité de Paris, a constaté les chiffres suivants :

Lait observé par jour.

1er jour...............	30 gram.
2me —	150 —
3me —	450 —
4me —	550 —
Après le 1er mois......	650 —
Après le 3me —	750 —
Après le 4me —	850 —
De 6 à 9 —	950[1] —

Mais ces chiffres ne peuvent évidemment servir de base absolue pour le rationnement du nourrisson. Il faut veiller attentivement aux progrès du développement ou aux temps d'arrêt qu'il subit, peser souvent l'enfant et savoir proportionner sa nourriture.

Quand cette surveillance inquiète n'est pas mise en pratique ou est exercée sans intelligence, qu'arrive-t-il? Ou bien l'on a affaire à une pauvre mère qui, craignant toujours de voir mourir son enfant d'inanition, le gorge de lait et altère son organisme; ou bien c'est une mercenaire qui nourrit l'enfant artificiellement, et trop souvent, par amour du gain, elle le laisse mourir de faim.

Le mode d'allaitement que nous étudions donne lieu à tant de critiques, que le sevrage devra être pratiqué le plus tôt qu'on le

---

[1] Malgré l'autorité de ces chiffres, veut-on savoir la ration accordée, dans les Hôpitaux de Paris, aux enfants privés de l'allaitement maternel, voici quelles sont les quantités d'aliments accordés par le règlement :

Enfants âgés de moins de un mois.

Lait............................	0,30 centilitres.
Vermicelle, semoule ou farine......	1 décagramme.
Sucre.........................	3 —

Enfants de un mois à un an.

Lait............................	0,50 centilitres.
Pain blanc.....................	5 décagrammes.
Vermicelle, etc.................	3 —
Sucre.........................	5 —

Ces chiffres ont été communiqués, il y a quelques semaines, à la société médicale des hôpitaux, par M. Blachez, et M. Hayem a rappelé, à ce propos, qu'étant interne à l'Hôtel-Dieu, il avait reconnu à l'autopsie que, sur 30 enfants décédés, 27 avaient succombé à l'insuffisance de nourriture !

pourra, en suivant, bien entendu, les règles de la prudence. L'enfant sera habitué de bonne heure, dès le troisième où le quatrième mois, à des aliments supplémentaires, analogues à ceux que nous avons indiqués à propos de l'hygiène de l'enfant.

De tout ce que nous avons dit plus haut, il résulte que, si quelquefois l'allaitement direct par les animaux donne dans les familles des résultats heureux, la véritable alimentation artificielle est une cause très-fréquente de mort. Aussi ne devra-t-on s'en servir que lorsqu'il y aura impossibilité absolue de faire autrement : ainsi, quand un obstacle formel surgira du côté de la mère, si l'on ne peut avoir de nourrice ou de chèvre, alors on aura recours à l'allaitement artificiel.

Si un enfant né syphilisé ne peut être nourri par sa mère, et si l'on ne peut l'élever aux trayons d'une chèvre, il faudra encore recourir à l'élevage au biberon ou au petit-pot.

Ce dernier mode d'allaitement est encore indiqué, ou, pour mieux dire, obligatoire, si l'enfant est dans l'impossibilité de pratiquer la succion.

Si une raison quelconque provenant, soit de la nourrice, soit du nourrisson, oblige à suspendre temporairement la lactation naturelle, le lait des animaux peut aussi rendre des services, et permet d'attendre la réinstallation de la fonction lactée.

TROISIÈME PARTIE

ALLAITEMENT MIXTE.

On désigne sous ce nom le mode de nutrition qui consiste dans l'emploi simultané de l'allaitement naturel et de l'allaitement par les animaux.

Il est loin de fournir tous les bons résultats que procure le premier, mais ses conséquences sont bien moins fâcheuses que celles résultant du second.

Cependant, pour que cette alimentation produise de favorables effets, nous exigeons, comme première condition, que ce soit la mère qui donne son lait et qui dirige l'allaitement; car, si c'est une nourrice à gages qui a soin de l'enfant, l'on aboutirait tout simplement à avoir simultanément les inconvénients de l'allaitement mercenaire et de l'élevage artificiel; et, du reste, on est en droit d'exiger d'une nourrice assez de lait pour nourrir l'enfant dont elle se charge.

Les développements dans lesquels nous sommes entré en étudiant les deux autres méthodes d'alimentation nous dispensent de nous étendre longuement sur cette troisième, qui n'est que le mélange des deux premières; aussi nous bornerons-nous à quelques réflexions.

La quantité de lait à emprunter à l'animal est évidemment subordonnée à la quantité fournie par la mère, et nous conseillons, si cela est possible, de l'emprunter directement à une chèvre dont on est sûr, plutôt que de se servir de lait exposé à l'air et de provenance et de qualité douteuses. — On devra alterner les prises de lait animal avec les prises de lait de femme, dans la proportion qu'exigera la pénurie de sécrétion du sein maternel.

Quand faudra-t-il employer l'allaitement mixte?

Nous sommes tellement convaincu de l'efficacité des soins maternels, que nous préférons l'alimentation mixte au placement chez les nourrices à la campagne.

Toutes les fois que la mère aura du lait, n'eût-elle que la moitié de ce qui est nécessaire à l'enfant, elle devra, si elle ne peut prendre une nourrice sur lieu, et à moins qu'un obstacle majeur ne s'y oppose, garder chez elle son nouveau-né, et suppléer à l'insuffisance de ses mamelles par l'addition de lait d'animaux.

Ainsi, le manque de lait occasionné, soit par l'inaction d'une mamelle, soit par l'allaitement de jumeaux, soit par toute autre cause, est, à défaut de nourrice sur lieu, une indication souvent impérieuse de l'allaitement mixte; la mère aura les joies et les consolations de son sacrifice, l'enfant bénéficiera de sa tendresse et sera mis à l'abri des périls auxquels l'eût exposé une mercenaire éloignée.

Nous devons le dire, notre opinion ne nous est pas personnelle; la plupart des auteurs l'ont émise avant nous, et M. Fonssagrives l'a traduite sous une forme familière et imagée : « L'œil de la mère engraisse le nourrisson ».

CONCLUSIONS.

Nous sommes arrivé à la limite que nous nous étions imposée : nous avons successivement parcouru les divers modes d'allaitement, cherché la meilleure solution des questions soulevées.

Souvent, on a dû pressentir nos préférences et préjuger nos conclusions : elles ressortent si naturellement, pour nous du moins, de l'étude à laquelle nous venons de nous livrer, qu'elles nous paraissent s'imposer pour ainsi dire, et nous espérons qu'elles rencontreront peu de contradicteurs.

Nous n'avons pas caché notre prédilection pour l'allaitement maternel, que nous avons considéré, quand il peut s'effectuer, non-seulement comme utile, mais comme moralement obligatoire.

Ce devoir et cette utilité nous ont paru si évidents, que nous préférons l'allaitement mixte à l'allaitement par nourrices à la campagne.

Nous admettons volontiers, en cas d'obstacles, l'emploi de nourrices sur lieu ; mais les nourrices éloignées donnent, en général et surtout dans certaines conditions, de si tristes résultats, que l'on doit presque préférer l'allaitement direct par les animaux, si cette méthode doit être employée intelligemment et dans de bonnes conditions ; enfin, lorsqu'on ne peut faire autrement, on doit mettre en usage l'allaitement artificiel.

Ainsi, s'il nous fallait classer par ordre de préférence les divers genres d'allaitement, nous en ferions le tableau suivant :

Allaitement maternel;

Allaitement par nourrices sur lieu ;

Allaitement mixte;

Allaitement par nourrices à la campagne ;

Allaitement direct par animaux ;

Allaitement artificiel.

Telles sont les conclusions qui nous paraissent ressortir de cette étude; notre ambition serait de les voir appliquées d'une façon pratique et intelligente, et nous sommes convaincu que décroîtrait alors sensiblement la mortalité des nourrissons, ce fléau plus terrible encore que la guerre.

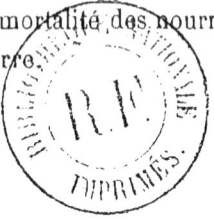

TABLE DES MATIÈRES.

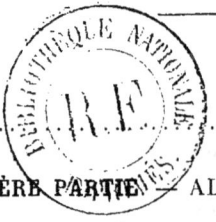

119

www.ingramcontent.com/pod-product-compliance
Lightning Source LLC
Chambersburg PA
CBHW071249200326
41521CB00009B/1693